埼玉医科大学超人気健康セミナーシリーズ

ガマンしていませんか？

帯状疱疹の痛み

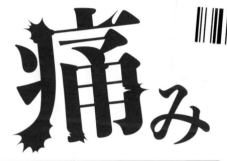

ワクチンで予防！ 早めの服薬！

岡　秀昭　西田裕介　清水健次　町田早苗

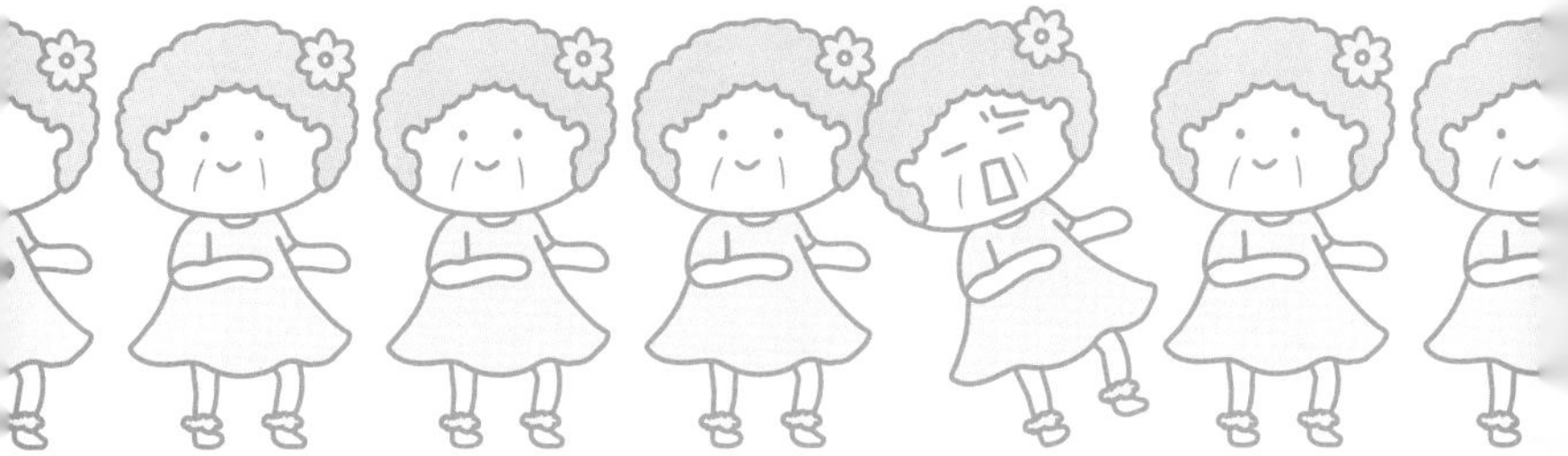

ライフサイエンス出版

本書は2018年9月15日、埼玉医科大学市民公開講座
「帯状疱疹」の内容を再編集し、最新の情報（2021年2月時点）を加えたものです。

はじめに

脇のあたりがピリピリと痛い。はじめは気のせいかと思っていたけれど、だんだん痛みが強くなってきた。そのうちに気づいてみたら、痛むところに赤いポツポツとした発疹が出てきた……。

「帯状疱疹かもしれない」

こんな疑いを持ったら、ただちに医療機関を受診してください。

帯状疱疹は、発症後3日以内に抗ウイルス薬を服用しはじめ適切な治療を受ければ、ほぼ1ヵ月前後で治ってしまう、治療可能な病気です。しかし、グズグズして治療が後手に回ると、いつまでも痛みに苦しむことになりかねない厄介な病気でもあるのです。

ストレスを抱えたり、疲労が激しかったりすると、どの年齢でも発症しますが、50歳代の大台に乗ると一挙に発症率が上昇し、80歳までに3人に1人が発症するという点では、きわめて身近な病気といえるでしょう。

帯状疱疹は水ぼうそうを起こす水痘・帯状疱疹ウイルスを原因とする病気ですが、他人からウイルスをうつされて発症する感染症ではありません。かつてかかった水ぼうそうのウイルスが、何十年と神経内に潜んで、加齢、ストレス、疲労などにより免疫能が低下したときに、再び活性化して発症する病気です。

２０１６年3月から50歳以上に帯状疱疹の予防ワクチン投与が認められ、予防可能な病気になりました。ワクチンを接種しておけば帯状疱疹に対する免疫が強化され、その発症を有意に抑えられます。運悪く発症したとしても、症状を軽微にとどめられることが立証されています。

新規予防ワクチン「シングリックス」も２０２０年1月に発売され、白血病、悪性リンパ腫などで抗がん剤使用中の方、リウマチなどで免疫抑制剤治療中の方やＨＩＶ感染者の方にも安心して投与できるようになりました。

一方、２０１４年から3歳までの子どもに水痘・帯状疱疹ワクチンが定期接種されるようになり、水ぼうそうの患者と接する機会がなくなることで再免疫のチャンスが失われ、大人の帯状疱疹が増えることが予想されています。

帯状疱疹の症状とはどのようなものなのか。どのような経過をたどるのか。治療にはどんな薬を飲めばよいのか。対応が遅れると、どうなるのか。また、一般的な治療法はもちろん、予防ワクチンついて、総合医療センター総合内科・感染症科の岡秀昭先生と西田裕介先生、かわごえクリニック・ペインクリニックの清水健次先生が担当し、解説しました。

本書が帯状疱疹発症時や、その後の治療を受ける際の一助になり、帯状疱疹の予防接種を検討するきっかけになれば幸いです。

2021年2月

埼玉医科大学市民公開講座　運営委員長　三村　俊英

運営委員　町田　早苗

目　次

第2章 紛らわしい病気・誘因となる病気・伴いやすい合併症 35

第3章 帯状疱疹の治療 51

第6章 実用化された帯状疱疹予防ワクチン 127

第1章

帯状疱疹とは
どのような病気なのか？

最初は背中から腰にかけて微かな痛みが……

「脇から胸のほうにかけて帯状に赤いプツプツとした発疹《ほっしん》や水疱《すいほう》などが数多く出てきた。ちょっと前から痛みを覚えていたところだった……」

帯状疱疹ではこんな症状に気づき、クリニックや病院を受診する方が少なくありません。週1回、趣味のフラダンスを楽しむパワフルな70歳、川越栗子さん（仮名）も、そんな患者さんの一人です。

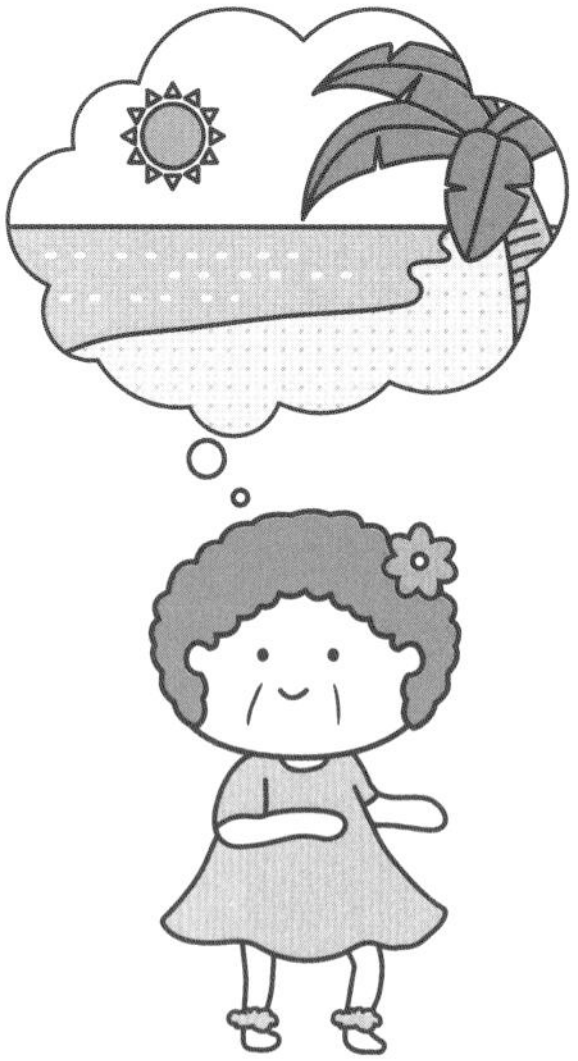

川越さんが右の背中から腰にかけて微《かす》かな痛みを覚えたのは、洗濯物を干していたある日の午前中のこと。はじめは気のせいかと思っていたものの、午後になるとしだいにピリピリとした強い痛みに変わってきたのです。

夜になっても痛みは治まりません。床に入っても、寝返りを打つたびにピリピリとした痛みが強くなり、眠ることもままなりませんでした。

赤いポツポツとした小さな発疹や水疱が出現

川越さんの痛みは翌日になっても続きました。予定していた社交ダンスのレッスンも、激しい痛みでやる気をそがれ、急遽休むことに。その日は激痛を我慢しながら、最低限の家事を片づけるのがやっとでした。

夜の10時頃だったそうです。入浴するため服を脱いだとき、背中の痛むところを指で触ってみたのです。するとなにかポツポツしたものが触れました。

なんだろう……と思って鏡に映して見たところ、なんと背中から腰にかけて赤いポツポツとした小さな発疹や水疱が数多くできていたのです（写真1）。赤い発疹は帯のように連なっていました。川越さんが驚いたのも当然です。

翌朝一番で近所の皮膚科クリニックを受診し、川越さんはここ2～3日の経過を医師に訴えました。彼女の言葉に耳を傾け丁寧に患部を観察し、いくつかの質問を試みた医師は、「これは帯状疱疹ですね」と病名を告げたのです。

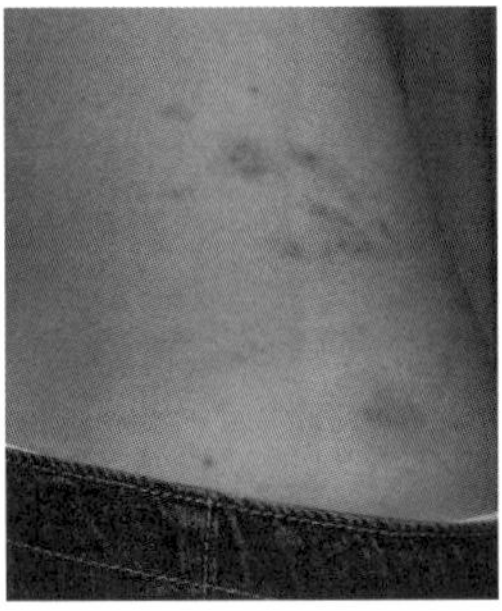
写真1　帯状疱疹の症状①

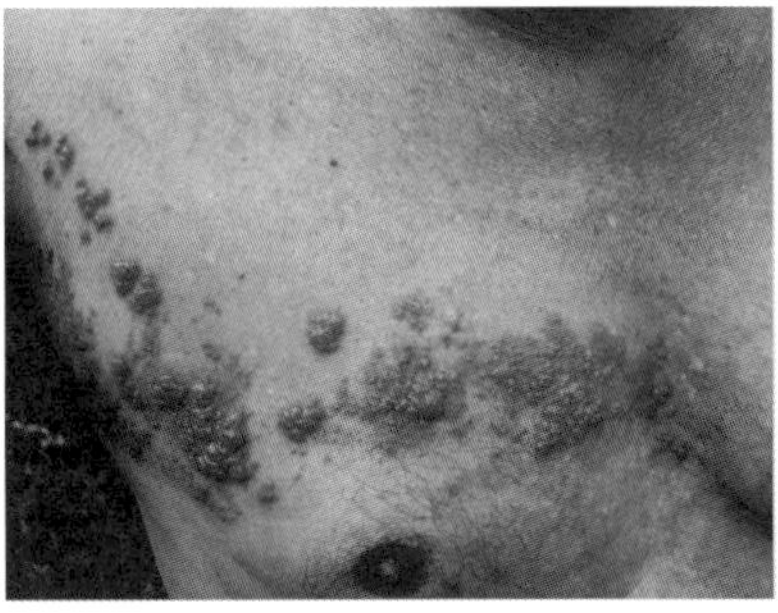
写真2　帯状疱疹の症状②

50歳代から発症率が急上昇

帯状疱疹という病気は、赤いプップツとした数多くの発疹や水疱などの疱疹《ほうしん》が、しばしば帯状に出現することからそうよばれます（写真2）。

川越さんがかかった帯状疱疹は、50歳代以上の大人にとってそんなに珍しい病気ではありません。

宮崎県の皮膚科医会に所属する皮膚科46施設で1997年から2011年までの15年間、帯状疱疹を初めて発症した年齢と性別を調べた「Miyazaki《ミヤザキ》 Study《スタディ》」という優れた疫学《えきがく》研究を紹介します。この疫学研究に基づいて作成されたのが図1のグラフです。

縦軸は発症率で、1年間に千人のうち何人が初めて帯状疱疹にかかったのかをあらわしています。横軸は年齢を示しています。

このグラフを見ると、帯状疱疹はどの年齢でも起こりますが、50歳代から発症率が急に上がりはじめることがわかります。そしてもっとも高いのが70歳代後半のところで、発症率は８です。すなわち70歳代後半の方の場合、１年間に千人のうち８人が帯状疱疹を発症したということです。

言い換えると、70歳代の人はこの先１年間に、２００人のうち１人から２人が帯状疱疹を発症するという計算になります。そして80歳までに国民の３人に１人が帯状疱疹を経験する、という衝撃的事実も明らかにされています。

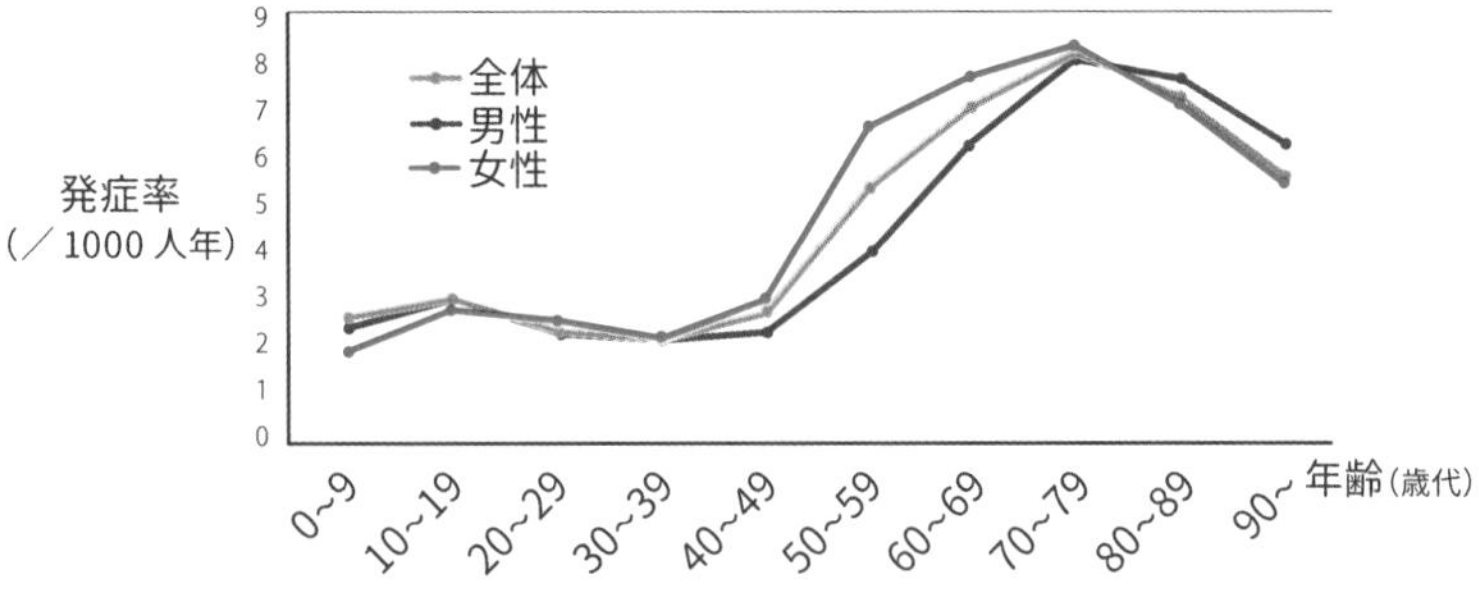

図１　年代別でみた帯状疱疹の発症率（宮崎県）

（IASR 2013: 34; 298-300. より）

原因は昔かかった水ぼうそうのウイルス

帯状疱疹は、水痘《すいとう》・帯状疱疹ウイルス（varicella zoster virus: ＶＺＶ）によって引き起こされます。水痘とは子どもの病気として知られる水ぼうそうのことです。水ぼうそうと帯状疱疹を発症させるウイルスなので、水痘・帯状疱疹ウイルスと命名されました。

ＶＺＶは非常に感染力が強いので保育園や幼稚園で広がり、９歳頃までに、ほとんどの子どもが水ぼうそうにかかります。

感染者の咳やくしゃみでまき散らされたＶＺＶは、咽頭周辺にあるリンパ節中の免疫細胞（メモリーＴ細胞）に感染し、直接皮膚に到達して増殖します。ウイルスと私たちの体の防御機構とのせめぎ合いによってウイルスが増殖するのに約２週間かかるので、感染後、２週間してから、発熱や喉の痛み、全身のだるさとともに発病します。同時に、身体の至るところに赤いポツポツとした発疹が現れます。その後、発疹が水で膨らみ水疱となり、1～2週間でその水ぶくれがかさぶた（痂皮《かひ》）になって自然に治っていきます。

水ぼうそうはありふれた感染症ですが、単に子どもの軽い病気とは言えません。15歳以上でかかると脳炎や肺炎などの合併症の頻度が高くなります。幼少時にかかったことがなければ大人も水ぼうそうにかかります。大人の水ぼうそうはかなり重症となって入院が必要となるケースが多くあります。

水ぼうそうが治ってもウイルスは潜んでしまう

水痘・帯状疱疹ウイルスの感染力は強いのですが、子どもの水ぼうそうは安静にしていれば1週間程度で自然に軽快し治ってしまいます。

水ぼうそうが治るのは、身体に備わっている生体防御能、すなわち免疫のおかげです。ただし、水ぼうそうが治っても、ウイルスが身体からすべて駆逐・排除されるわけではありません。口内炎を起こす単純ヘルペスウイルスと同様に、水痘・帯状疱疹ウイルスは一度感染すると私たちの身体のなかに潜み続けてしまうのです。

感覚神経の神経節に潜伏

では、水痘・帯状疱疹ウイルスはどこに隠れて棲み続けるのでしょうか。

神経は脳や脊髄から構成される中枢《ちゅうすう》神経と、中枢神経から枝分かれして皮膚や臓器など身体の隅々まで延びていく末梢《まっしょう》神経（脳神経と脊髄《せきずい》神経）の２つに大きく分けられます。

このうち末梢神経の途中に、神経細胞と神経線維が局所的に集まってこぶ状に太くなった部分があり、この部分を神経節といいます。この神経節に、水痘・帯状疱疹ウイルスが隠れて棲み続けるのです（図2）。

免疫能が低下したときに再活性化

神経節に逃げこんだ水痘・帯状疱疹ウイルスは、いつまでもそこで眠っているわけではありません。人体の免疫システムにしっかり抑えこまれながらも、虎視眈々《こしたんたん》と息を吹き返すときを狙っているのです。

では、いつ息を吹き返すのでしょうか。それは、疲労やストレスがたまったり、糖尿病やがんなどの病気を発病したりしたときで

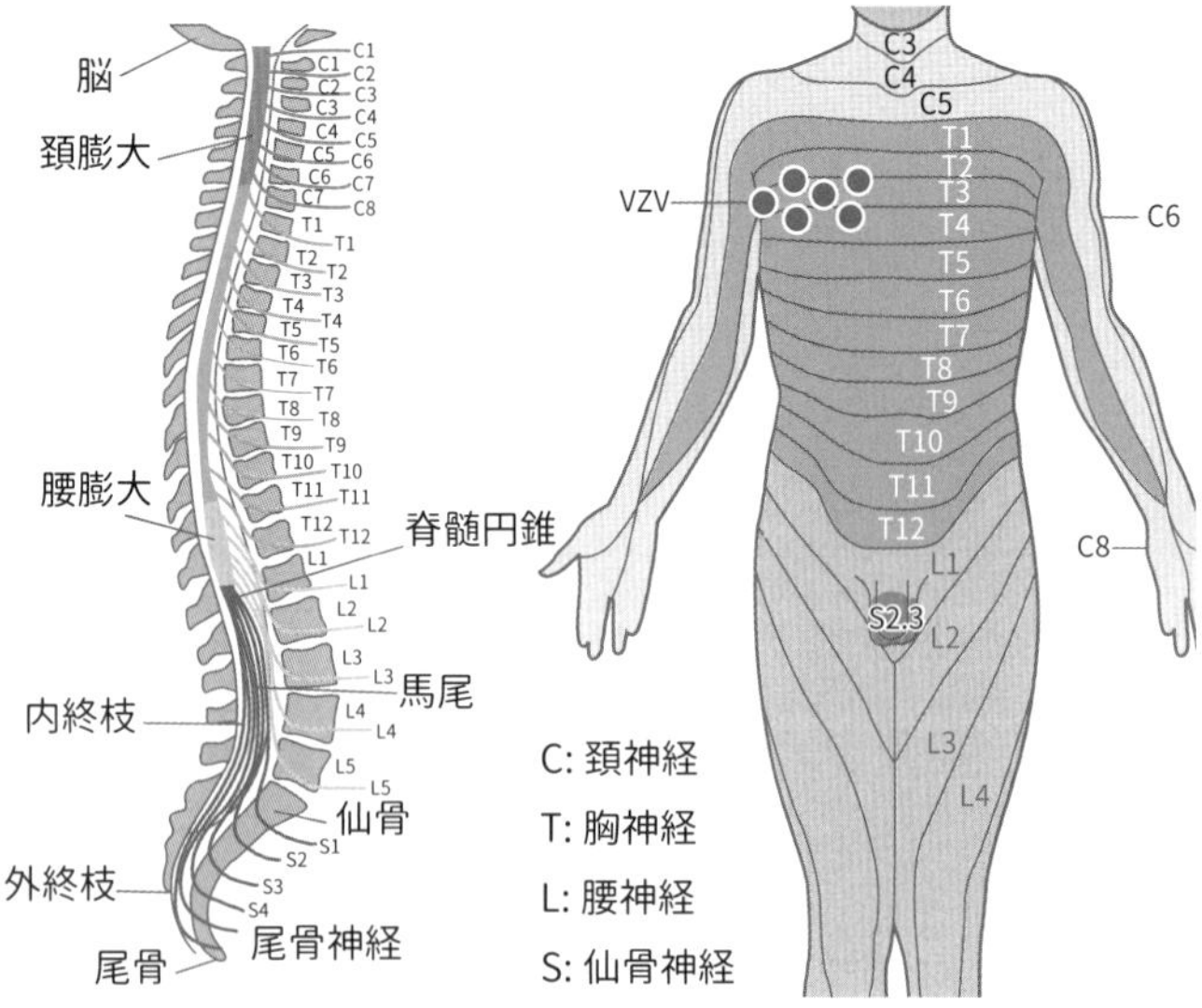

図２　神経節に潜むウイルス

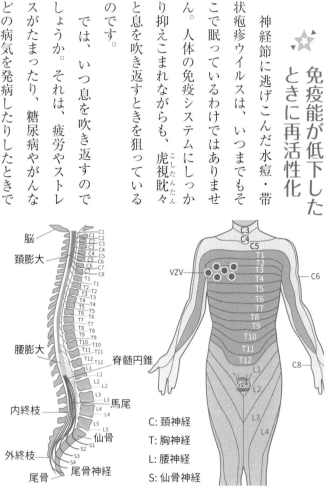

す。あるいは歳を重ねて50、60の声を聞き、老化により体力や抵抗力が衰えてきたときです。いずれも人体の免疫能が低下するので、そのちょっとした間隙《かんげき》をついてウイルスが再び活性化するのです。

よみがえったウイルスは感覚神経の神経節から出撃し、神経の走行に沿いながら体表に向かって移動していきます。そのあいだ、ウイルスは数を急増させながら、神経細胞とその周辺の細胞を傷つけます。その結果、炎症により痛みが引き起こされます。帯状疱疹とはこうした経過を経て発症する病気なのです。

ちょっと寄り道 1

帯状疱疹と免疫システムの関係

前述のとおり、帯状疱疹は免疫能の低下をきっかけとして起こる病気です。ここで、そもそも免疫とは、どんな仕組みを持ち、どのように働いて私たちを病気から守っているのか、どこに不具合が生じたときに、帯状疱疹が起きやすくなるのか。少し詳しく見てみることにしましょう（図）。

私達の身体を、細菌やウイルスなどの侵入からバリアーとして守ってくれているのは皮膚や粘膜です。

皮膚や粘膜のバリアーを超えて病源体が侵入すると、生まれながらに備わっている自然免疫がすばやい反応で働いてくれます。少し遅れて病源体にピンポイント（特異的）な反応が起きて、感染の記憶が保持されるのが獲得免疫です。

自然免疫は、体内に侵入してきた病原体や、病原体に感染して異常になった細胞

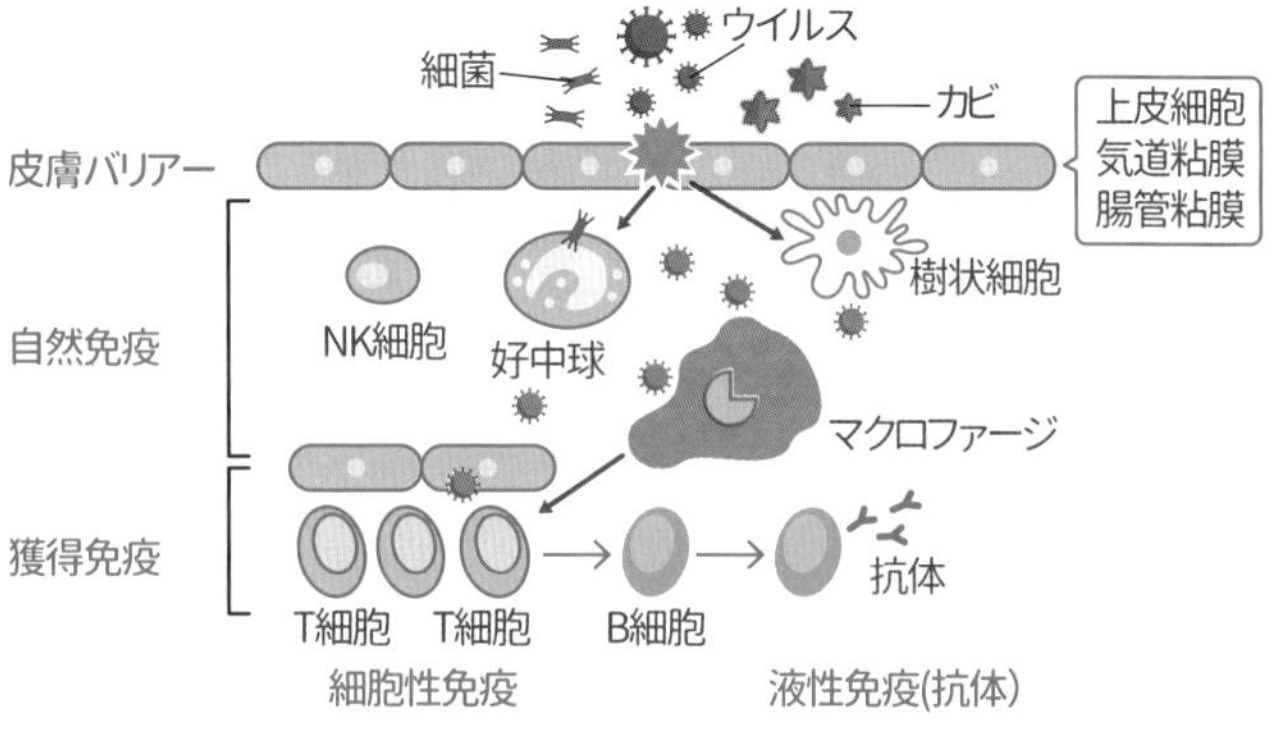

図　身体のなかの免疫機構

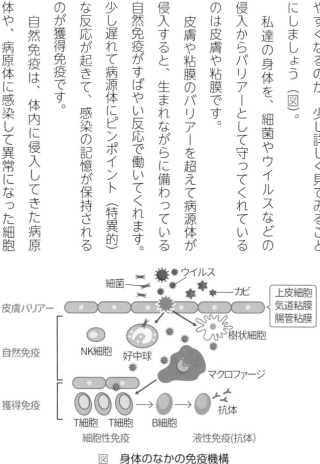

をすぐ排除してくれるシステムです。自然免疫が正常に働いていれば、病原ウイルスの増殖を妨げ、異常な細胞を攻撃し排除してくれるのです。

たとえば、水痘・帯状疱疹ウイルスなどに対しては、ウイルスに感染したときに皮膚の細胞から産生されるインターフェロンαという物質が増殖を妨げていることがマウスの実験で確かめられています。また、先天性免疫不全症候群が原因でナチュラルキラー（ＮＫ）細胞（がん細胞やウイルス感染細胞を見つけて攻撃する免疫細胞の一種）の活性が欠損している人ではウイルスに感染した細胞を排除することができず、水痘が重症化することが判明しています。

自然免疫はインターフェロンやＮＫ細胞、病源体を察知して消化をする樹状細胞、および細菌やカビを食べてくれる好中球やマクロファージの細胞によって機能しています。一方、自然免疫の活性は全身状態の影響を受けやすく、ストレスや疲労、加齢などによりその働きが弱まることが知られています。50代以上の人や、ストレスや疲労のたまった人などに帯状疱疹が起きやすい理由の一つは、このような自然免疫の特性から理解することができます。

さて、自然免疫と並んで免疫システムを支えているもう一つの柱が、獲得免疫です。獲得免疫はさらに「液性免疫」と、「細胞性免疫」に分かれます。液性免疫とは、侵入してきたウイルスに対して、その種類に応じた特異抗体を産生して防御する免疫システムであり、細胞性免疫とはウイルスに感染した後、それを記憶し、次に同じウイルスが入ってきたときに、特異的にそのウイルスに感染した細胞を殺してくれる免疫システムです。

水痘・帯状疱疹ウイルスは細胞から細胞へと感染していくので、とくに細胞性免疫の役割が重要です。したがって、帯状疱疹の予防法を考える場合も、細胞性免疫を軸にして戦略を練る必要があります。

このことを、液性免疫が大きな役割を果たすインフルエンザの場合と比較して考えてみましょう。

インフルエンザに対しては、感染力を失った病原ウイルスである「不活化ワクチン」を接種することにより液性免疫のシステムが発動し、特異的な抗体が産生され、その抗体が新たに侵入してきたインフルエンザウイルスを攻撃するため、感染予防にワクチン接種が役に立ちます。つまり、インフルエンザには液性免疫がはたらいているということです。

一方、帯状疱疹は、水痘・帯状疱疹ウイルスに対する抗体を持っていても発症することから、その抗体だけでは防御できないことが明らかです。つまり、帯状疱疹に対しては、液性免疫にのみ防御の役割をゆだねることはできないのです。

帯状疱疹の予防には、液性免疫よりも細胞性免疫が大きな役割を担っています。このことは、がん、糖尿病、膠原病、腎不全、ＨＩＶ感染症などの基礎疾患により細胞性免疫が低下している患者さんでは、帯状疱疹の発症リスクが高くなるという事実から、推測することができます。

現在、大人の帯状疱疹の予防手段として、「弱毒化生ワクチン」（２０１６年認可）と、「遺伝子組換えワクチン」（２０１８年認可）が実用化されています。これらのワクチンを接種することにより、ウイルスに対する細胞性免疫をつけることができます。帯状疱疹予防ワクチンの詳細は第6章をご覧ください。

とくに発症しやすいのは体幹部・顔面など

水痘・帯状疱疹ウイルスは感覚神経の神経節であれば、どの神経節にでも逃げこみ、潜み続けます。そのため帯状疱疹は、頭のてっぺんから足の爪先まで身体のどこにでも発症します。

とりわけ発症しやすい場所は、好発部位とよばれます。第一は、脊髄から左右に枝分かれして胸や腹、脇、背中などに広がる脊髄神経の一つ＝胸神経《きょうしんけい》の領域＝体幹部です（図3）。

第二は脳から左右に枝分かれして顔面などに広がる脳神経の一つ＝三叉神経《さんさしんけい》

（第5脳神経）のなかの、額や眼、上まぶた、鼻柱に延びる三叉神経第一枝の領域です。発症するのは胸神経の領域がもっとも多く、次に、三叉神経第一枝の領域と続きます（図3）。

前者は左右12対24本の胸神経の後根神経節、後者は左右一対二本の三叉神経の根元の三叉神経節に巣くった水痘・帯状疱疹ウイルスが甦ることで発症します。

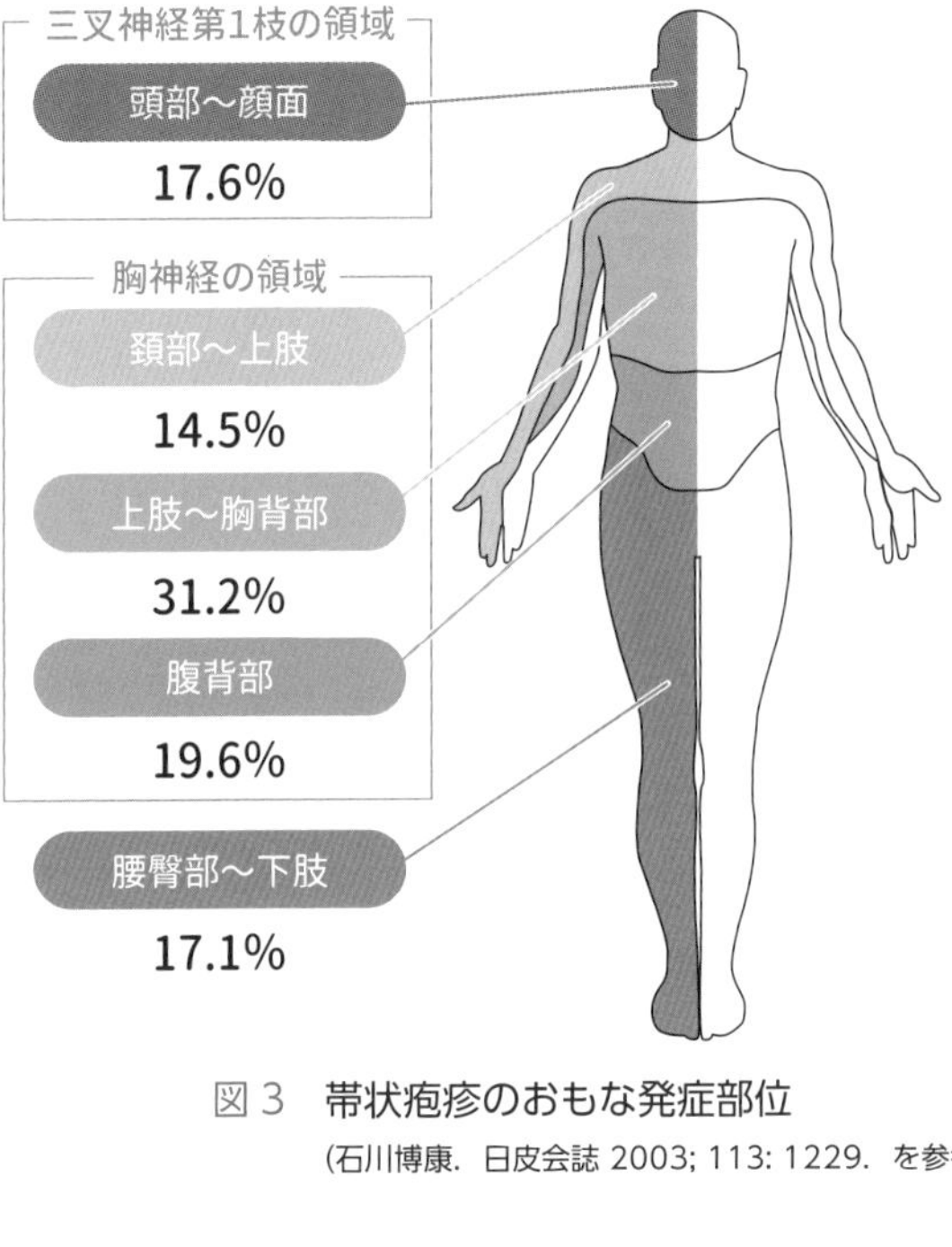

図3　帯状疱疹のおもな発症部位
（石川博康．日皮会誌 2003; 113: 1229．を参考に作図）

ちなみに通常、再活性化するのは左右どちらか一方の神経節に潜むウイルスだけなので、帯状疱疹は身体の片側のみに発症します。

発疹が現れる前に前駆痛が出現

次に、帯状疱疹は発症後どのような経過をたどるのかを見ていきましょう。

図4は「帯状疱疹の皮膚の変化と痛みの経過」をグラフ化したものです。縦軸に帯状疱疹のいろいろな症状を記し、横軸に発症後の経過日数が書かれています。皮膚にポツポツとした発疹が出てきた日を「0」としています。

ほとんどの患者さんは発疹が出てくる前から、体表の微かな違和感やかゆみ、皮膚のピリピリとした痛みや刺すような痛みなどを覚えます。発疹などが現れる前のこうした痛みなどを前駆痛《ぜんくつう》といいます。

前駆痛は先述したように息を吹き返した水痘・帯状疱疹ウイルスが、神経の走行に沿い、体表に向かって移動しながら、神経そのものとその周辺の細胞を傷つけることから生じます。

ウイルスは数日から1週間程度で次から次へと体表に到達し、皮膚に発疹を引き起こすと同時に、赤みを帯びさせ紅斑《こうはん》や丘疹《きゅうしん》をつくりだしていきます。そして体表を覆う神経の走行に沿って広がり、赤いポツポツとした皮疹や水疱などを帯状につくっていくのです。

痛みは日を追うごとに強まり、その範囲が広がっていきます。前駆

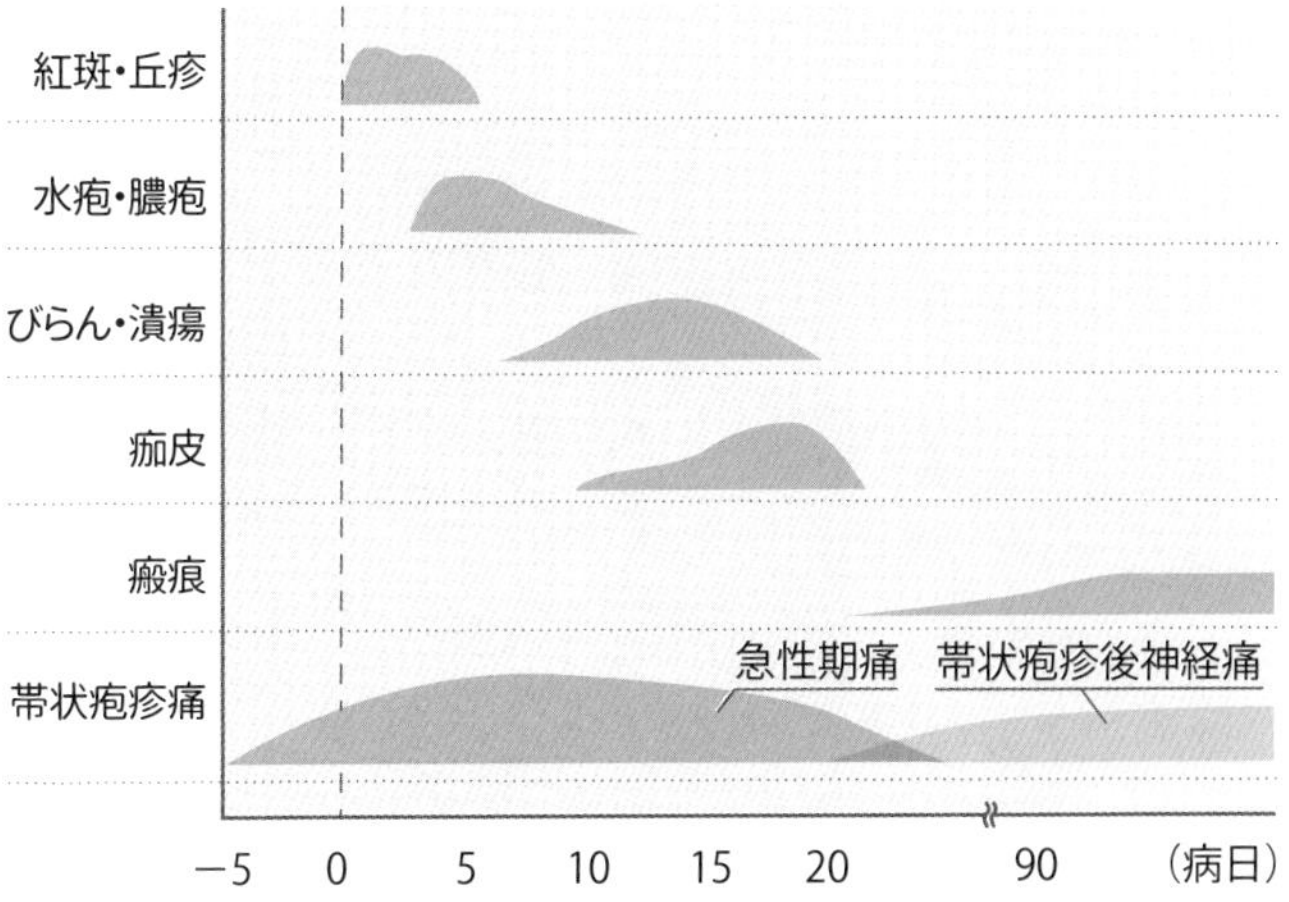

図4　帯状疱疹の皮膚の変化と痛みの経過
（新村真人．感染・炎症・免疫 2001; 31: 295．を参考に作図）

痛から急性期痛へと移行し、ますます痛みは増強していくのです。

6日目前後から膿疱が破れ、痛みはピークに

発疹の出現後3、4日目ぐらいから、皮疹に水ぶくれが生じて水疱に変わりはじめます。そして水疱のなかに膿が含まれるようになり、黄色がかった膿疱《のうほう》に変化します。水疱や膿疱は互いに結合 - 癒合し、さらに大きな水疱や膿疱へと変わっていくのです。

6日目前後から膿疱が破れ、皮膚はただれたり潰瘍《かいよう》が生じたりします。その直後から痛みの強さはピークに達し、そのまま激痛が続くのですからたまりません。10日目を過ぎて2週間目ぐらいになると、発疹をはじめ、ただれたり潰瘍になったりしたところにかさぶた（痂皮《かひ》）がつくられはじめます。これを痂皮化といいます。

痂皮化が広がるにつれて、ようやく痛みも和らぎはじめます。

３週間目を迎える頃にはかさぶたも乾きはじめ、そのうちにかさぶたが落ちて皮膚もきれいになり、１ヵ月もするとさらに皮膚の状態が改善していきます。痛みも軽くなり、なかには帯状疱疹が治ってしまう方も出てきます。

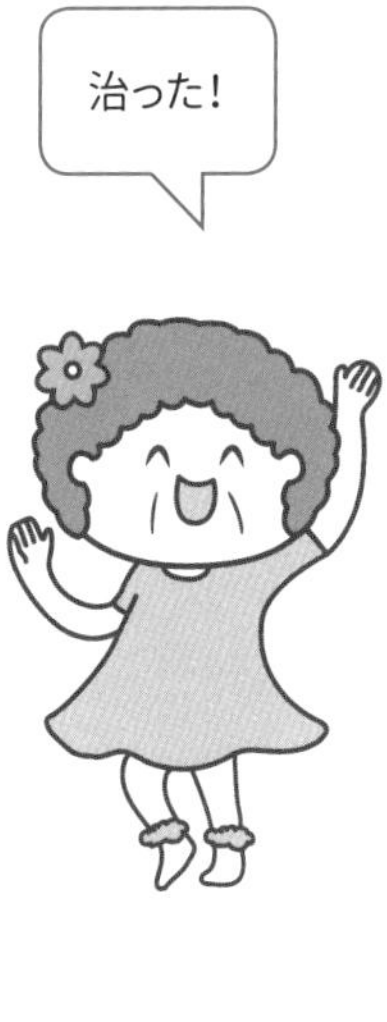

いつまでも痛みが残る患者さんも

注意しなければならないのは、皮膚に発疹やただれ、潰瘍などの跡が残り、瘢痕化《はんこんか》してしまうケースが出てくることです。背中などにちょっとした跡が残るくらいなら、あまり気にしなくてもよいかもしれません。しかし、顔などに跡が残ると見栄えも悪くなり、後々まで悩みの種を残すことになります。

さらに困ったことがあります。一部の患者さんでは帯状疱疹の痛みがそのまま2～3ヵ月以上つづき、いつまでも痛みだけが残ってしまうケースが出てくるのです。

発疹が現れてから3ヵ月を超えてもなお続く慢性的な痛みを帯状疱疹後神経痛とよびます。帯状疱疹からこの帯状疱疹後神経痛に移行すると、絶え間ない痛みによって日常生活に重大な支障を招いてしまいます。

帯状疱疹後神経痛については第2章と第5章で詳しくお話しします。

第2章

紛らわしい病気・誘因となる病気・伴いやすい合併症

☆発疹などがないときはほかの病気と間違いやすい

川越さんのケース（14ページ）で見られるように、帯状疱疹はほとんどの場合、皮膚に現れた赤いポツポツとした発疹や水疱、痛みなどの症状から診断が決まります。

しかし、帯状疱疹は皮膚と神経の両方でウイルスが増殖し炎症が起こるため強い痛みを伴うことが多く、赤い発疹や水疱など目に見える症状が出現する前の段階で、正しく帯状疱疹と診断するのは非常に難しいことです。

たとえば、顔面に生じる帯状疱疹の場合、前駆痛の痛みだけでは顔面の片側が激しく痛む三叉神経痛（顔面神経痛）に間違われたりします。あるいは、胸や背中などに生じる帯状疱疹の場合、前駆痛のみでは、肋骨《ろっこつ》に沿って痛みが生じる肋間神経痛《ろっかんしんけいつう》などと誤って診断されることも少なくありません。

発疹などがまったく現れないことも

一方、皮膚に発疹や水疱などが一切現れずに痛みだけが生じる帯状疱疹もあります。無疹性帯状疱疹がそれです。

無疹性《むしせい》帯状疱疹の場合、医療機関を受診しても診断がつかず、原因も何もまったくわからないこともあります。さまざまな検査を受けても、結局、原因不明の痛みとして片付けられてしまうことも少なくありません。

ちなみに帯状疱疹の再発率は約5～6％(※)で、滅多に再発することはありません。再発を疑って医療機関を受診しても、あせもや虫刺されなどと告げられることがほとんどです。

(※) Kawai K, et al. BMJ Open 2014; 4(6): e004833.

帯状疱疹発症の引き金となる病気、重症化させる病気

帯状疱疹が細胞性免疫の低下によって発症することはすでに述べたとおりですが、免疫能を大きく低下させる病気や治療が帯状疱疹の引き金になることも少なくありません。具体的には糖尿病や膠原病、がん（悪性腫瘍）、慢性腎不全、後天性免疫不全症候群（ＡＩＤＳ／エイズ）などの病気があげられます。

糖尿病の人は血糖値の上昇によって免疫にかかわる細胞の機能が低下するため、帯状疱疹の発症を招きやすくなります。加えて、糖尿病神経障害により痛みを感じにくくなることから、気づかないうちに症状がどんどん進行してしまいます。医療機関を受診したときはすでに帯状疱疹が重症化していることもあります。

関節リウマチや全身性エリテマトーデスなどの膠原病も帯状疱疹の引き金となります。膠原病は人体の免疫システムが自らの身体の一部を異物とみなして攻撃する自己免疫疾患であり、免疫による攻撃を抑えるため治療薬としてステロイドなど

免疫抑制作用のある薬が積極的に用いられます。このため、膠原病の患者さんの身体はしばしばウイルスの再活性化を招きやすい状態になっているのです。

白血病など血液の悪性腫瘍やがんも、細胞性免疫（23ページを参照）の低下を招きます。帯状疱疹が発症しやすくなるのはもちろんですが、逆に帯状疱疹の発症をきっかけとして隠れていたがんが見つかることもあります。

ほかにヒト免疫不全ウイルス（ＨＩＶ）の感染によって発症するエイズや、慢性腎不全で人工透析を受けている場合も、帯状疱疹が発症しやすくなるので注意が必要です。

また、帯状疱疹は通常、身体の片側の1本の感覚神経の走行に沿って発症しますが、それにとどまらず発疹や水疱などが水ぼうそうのように全身に広がることもあります。これを汎発性《はんぱつせい》帯状疱疹とよびます。

汎発性帯状疱疹は、がんや、免疫抑制薬を使用している場合、免疫不全の状態にある高齢者などに起こります。水痘・帯状疱疹ウイルスの一部が血流に乗り、身体のすみずみに広がることから生じます。全身にできた皮疹や水疱などは比較的すみやかに治るものの、もともとの患部は重症化することが珍しくありません。

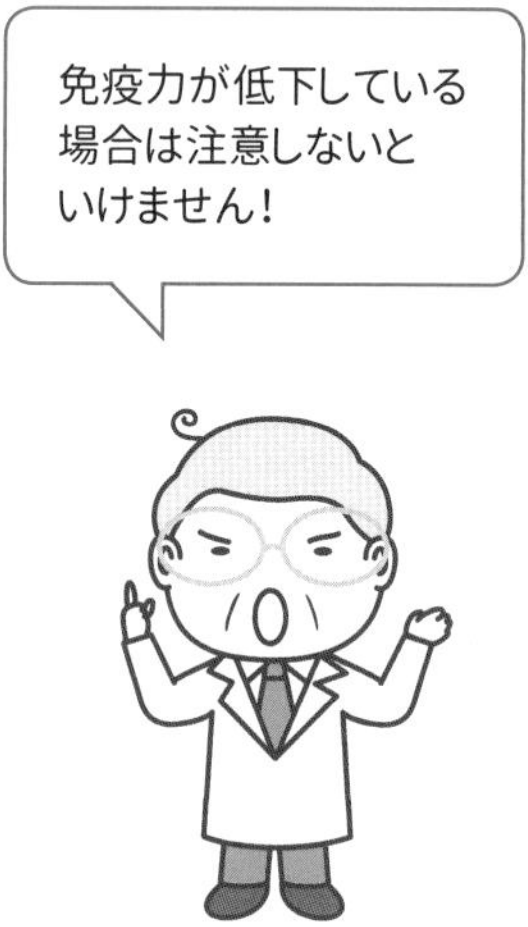
免疫力が低下している
場合は注意しないと
いけません!

代表的な合併症① 帯状疱疹後神経痛

一方、帯状疱疹の発症により新たな病気=合併症が引き起こされることもあります。もっとも頻度が高い合併症が1章で述べた帯状疱疹後神経痛です。

80歳までに国民の3人に1人が帯状疱疹を発症し、そのうちの10~50%くらいが、帯状疱疹に引き続いて帯状疱疹後神経痛を起こすといわれています。数字を見る限りその頻度はかなり高いといわざるを得ません。

図5は海外の研究データに基づいて作成されたグラフです。帯状疱疹を発症してから1ヵ月、2ヵ月……と経過した各時点で、痛みを覚えている患者さんがどれぐらいいるかを示しています。

まず、皮膚に赤い発疹がプツプツと出はじめた時点（グラフでは横軸の「0」）では90％近くの患者さんが痛みを覚えています。また、重度の痛みで苦し

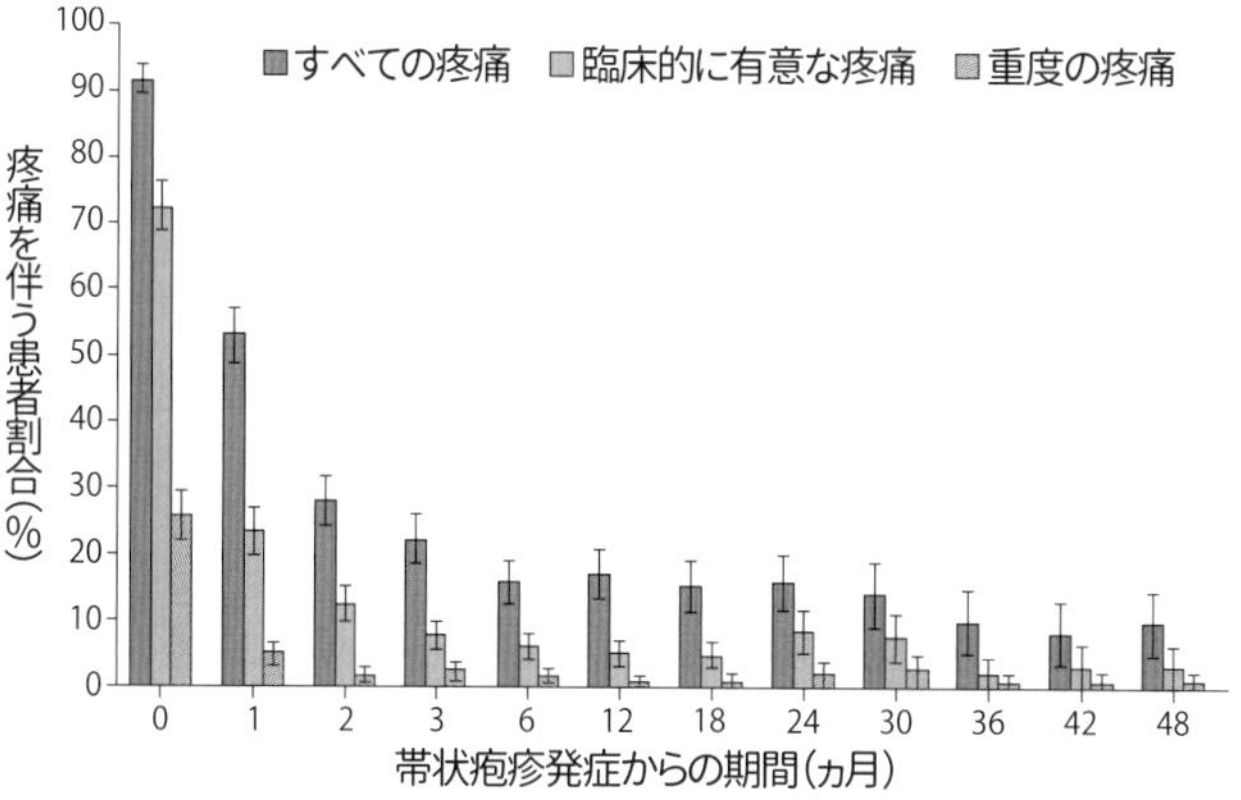

図5　帯状疱疹の発症から痛みを伴う人の割合

(N Engl J Med 2014; 371: 1526-1533. を参考に作図)

む患者さんも約25％に達しています。

その後、1ヵ月が経過し皮膚の状態も改善しきれいになってくると、痛みを訴える患者さんは約50％にまで急減しています。2ヵ月目を迎えるとその割合は30％以下に減少し、その後もさらに減っていきますが、3ヵ月目あたりを境にして様子が変わってきます。

その後は、1年経っても、2年経っても痛みを訴える患者さんが減らないのです。最終的に4年経っても、まだ約10％の患者さんが痛みを覚えていることがわかります。

この数字こそ、帯状疱疹後神経痛の発症の実態を示すものにほかなりません。

皮膚はきれいになったのに、いつまでも続く痛み

「ちょっと患部に触れただけなのに焼けるような痛みを覚えた」

「身体を動かしたときに、衣服が肌にこすれて『ピリッ』と激痛が走った」

「深夜、ベッドで寝返りを打ったとき、痛みが全身を貫き目が覚めてしまった」

帯状疱疹後神経痛を起こした患者さんは、大抵このような皮膚の感覚異常を訴えてこられます。

せっかく発疹が消失し皮膚がきれいになっても、帯状疱疹後神経痛に移行すると、こんな痛みに悩まされるようになるのです。四六時中、痛みにおびえていなければならず、平穏な日常生活を送ることすら困難になってしまいます。

では、なぜ帯状疱疹が治った後、さらに帯状疱疹後神経痛を発症させ、痛みに苦しむことになるのでしょうか。

ここで帯状疱疹と帯状疱疹後神経痛の痛みの発生メカニズムを比べてみましょう。

帯状疱疹の痛みは、水痘・帯状疱疹ウイルスが末梢神経の神経細胞とその周辺の細胞を傷つけ、炎症を起こすことから生じる痛みです。これに対して、帯状疱疹後神経痛の痛みは、末梢神経の神経細胞が炎症により何度も傷つけられ、神経そのものが変性してしまうことから生じてきます。

つまり前者の痛みは炎症による痛みであり、炎症が治まれば痛みも消失します。しかし、後者の痛みは、神経そのものが受けた変性・障害が原因となって起こる痛みです。一度変性を受けてしまった神経を元に戻すことは難しく、したがって、そこから生じる痛みもなかなか治りません。帯状疱疹後神経痛の痛みがしばしば長期にわたって続くのはそのためなのです。2種類の痛みについての詳細は57ページを参照してください。

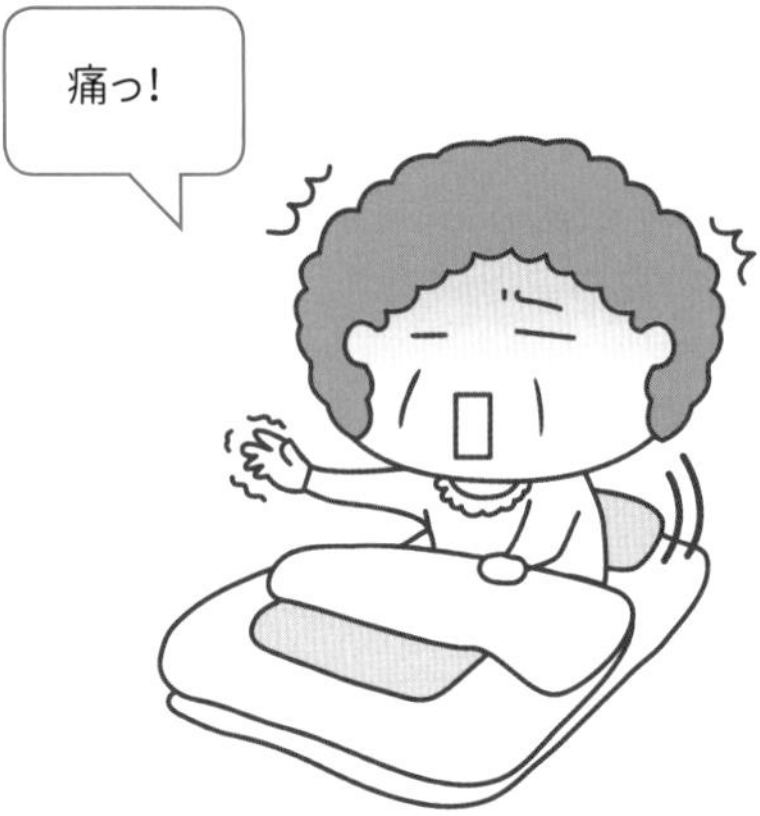

帯状疱疹後神経痛の痛みは神経障害性疼痛

ちなみに、器質的な原因による痛みは①侵害受容性疼痛、②神経障害性疼痛に大きく分けられますが、痛みの病態はオーバーラップすることも少なくなく、混合性の痛みもあります。①侵害受容性疼痛は神経組織以外で起こる打ち身や切り傷、炎症などによって侵された受容器が興奮して起こる痛みで、②神経障害性疼痛は神経そのものが圧迫されたり傷つけられたりして生じる痛みです。

帯状疱疹の痛みは、水痘・帯状疱疹ウイルスが神経に炎症を起こすことから生じる侵害受容性疼痛です。一方、帯状疱疹後神経痛は、ウイルスによる炎症で神経そのものが変性し、この変性から生じた神経障害性疼痛です。

現在、帯状疱疹発症後3ヵ月以内の痛みを帯状疱疹の痛み＝帯状疱疹痛、発症3ヵ月以降の痛みを帯状疱疹後神経痛と定義し、両者を合わせて帯状疱疹関連痛とよんでいます（図6）。

帯状疱疹後神経痛では、帯状疱疹痛と同様のピリピリ、ヒリヒリとした痛みのほかに、うずくような痛みや針で刺したような痛みを覚える方もいます。痛みの程度もさまざまで、痛みの強さが日によって異なることもあります。

帯状疱疹後神経痛を発症しやすいのは、50歳以上の高齢患者さんや、激しい前駆痛、水疱、ただれ、痛みなど帯状疱疹の初期症状がひどかった患者さんです。帯状疱疹から帯状疱疹後神経痛へ移行させないためには、早期に治療を開始し痛みを後に残さないことが必要です（65ページ参照）。

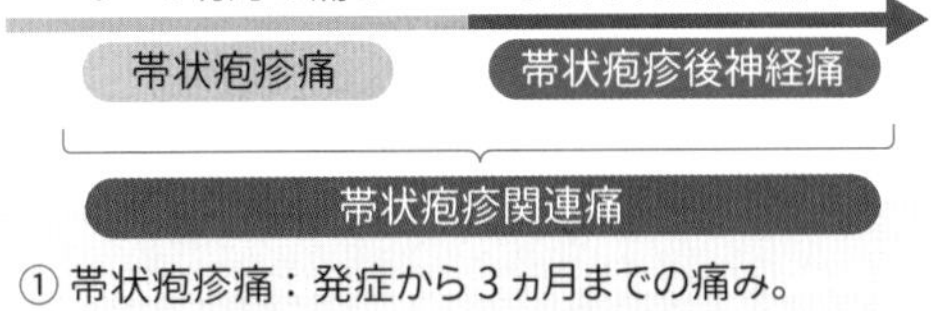

① 帯状疱疹痛：発症から３ヵ月までの痛み。
② 帯状疱疹後神経痛：３ヵ月以降の慢性期の痛み

① 帯状疱疹痛＋② 帯状疱疹後神経痛＝帯状疱疹関連痛（すべてを含める）と定義する

図６　帯状疱疹痛と帯状疱疹後神経痛の定義

代表的な合併症②　ラムゼイハント症候群

帯状疱疹の合併症は、帯状疱疹後神経痛のほかにもいくつかあります。ラムゼイハント症候群もその一つです。

ラムゼイハント症候群は顔の表情をつくる脳神経の一つ＝顔面神経（第7脳神経）の膝神経節《しつしんけいせつ》に巣くった水痘・帯状疱疹ウイルスが活性化して引き起こされます。突然、片側の顔面が麻痺し、眼を閉じることができなくなったり、口に力が入らずしゃべりにくくなったり、食事が食べづらくなったりします。

めまいや耳鳴りが生じたり、難聴などに陥ったりすることもあります。顔面神経の膝神経節は耳の奥に存在するので、帯状疱疹の水疱や痛みが耳の近くに生じたときはラムゼイハント症候群を疑って注意しなければなりません。

代表的な合併症③　角膜炎・ぶどう膜炎

帯状疱疹は眼に合併症を引き起こすこともあります。角膜炎（黒目の部分＝角膜に炎症が生じる病気）や、ぶどう膜炎（角膜の周りの茶目の部分＝虹彩《こうさい》や毛様体《もうようたい》、脈絡膜《みゃくらくまく》に炎症が生じる病気）が代表的なもので、水痘・帯状疱疹ウイルスが三叉神経の第1枝に沿って移動し炎症を起こすことから生じます。額や眼の上などに水疱や痛みが生じたときは注意してください。

眼に生じた合併症が視力の低下を招くこともあります。視力が回復しないで後遺症として残り、最悪のケースでは失明することもあり得ます。少しでも眼に痛みなどの異常を覚えたときは、ただちに眼科を受診し適切な治療を受けなければなりません。

もっとも重大な合併症
ウイルス性髄膜炎・脳炎・脳梗塞など

下腹部の片側に帯状疱疹が出現したときは、片側の腹筋が麻痺し、お腹がせり出して膨らんだりすることもあります。胸神経を移動してきたウイルスが、腹筋を動かす神経に炎症を起こすからです。

お腹が張って吐き気や嘔吐《おうと》、腹痛などを招くこともあり、ひどいときは小腸や大腸などの腸管が詰まり、腸閉塞《ちょうへいそく》を起こすこともあります。

まれに水痘・帯状疱疹ウイルスが脳と脊髄の中枢神経まで侵襲することもあります。ウイルス性髄膜炎や脳炎を起こし、頭痛や嘔吐、高熱をはじめ、けいれん、項部硬直、足関節の伸展阻害や排尿障害を引き起こすこともあります。いままで経験したことのないようなひどい頭痛などが生じたら、すみやかに病院を受診してください。

また、脳の血管の近くで炎症が起きると、脳梗塞発症のリスクが高まるといわれます。万一、脳の重要な血管が詰まれば脳梗塞により命を危険にさらし、危うく命拾いしても脳梗塞による半身麻痺から日常生活に重大な支障をきたすことになりかねません。

帯状疱疹は発症から1ヵ月もすれば多くは自然に軽快し治ってしまう予後良好な病気です。しかし、ときにはここに述べたように重大な後遺症や生死の境をさまよう事態を招くこともないとはいえません。それが帯状疱疹の怖いところです。

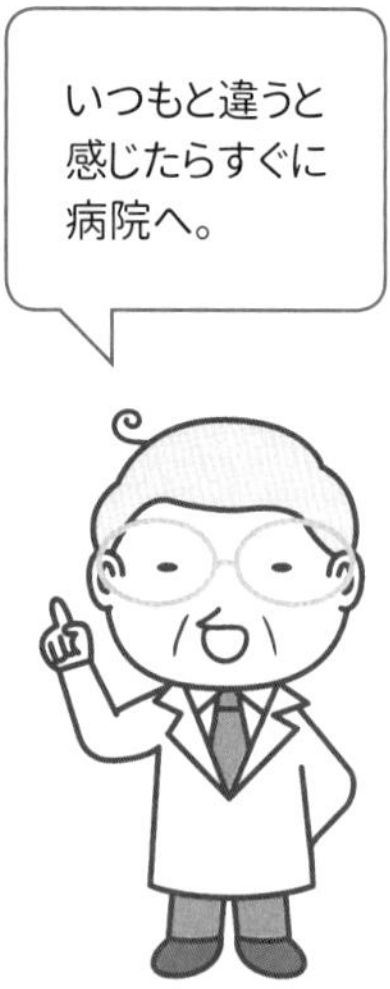

第3章

帯状疱疹の治療

☆だけど痛い、帯状疱疹

日本人の性質には「我慢強い」や「積極的なアピールをしない」といった傾向があるといわれています。しかし、帯状疱疹に関しては、このような性質が仇《あだ》となることがあります。ここで覚えてほしいことは、「痛みは、我慢し放置すると慢性化する！　とれにくくなる！　身体が覚え込む！」ということです。痛みを我慢すればするほど痛みは重積し、記憶され、とれにくい慢性の痛みに変化していきます。

一生涯に帯状疱疹にかかる割合は、3人に1人弱、約3割といった話がありました。統計学的に帯状疱疹にかかった人の約7割の人が1ヵ月で、8割の人が3ヵ月で治るといわれています（図7）。ですから、3ヵ月以上痛みが続く帯状疱疹後神経痛といわれる、頑固な慢性痛に移行する割合は約2割です。さらに、4年後まで痛みを伴う割合は約1割となります。予後不良の帯状疱疹後神経痛になる確率が高いか低いのかは別問題として、このしつこい痛みが残った患者さんたちは、初期治療が遅れたり、治療薬に対する反応が鈍かったり、副作用の存在・合併症の存在・高齢などの理由により痛みのコントロールが難しい患者さんたちです。そのような患者さんからお話を聞いてみると、「帯状疱疹の痛みは、経験したことがなければわかりません」とか、「あんなに痛かったのは、〝人生初〟です」とか、「病院に来る前に、痛みで死のうと思った」など、今までに経験したことのない激烈な痛みに襲われるようです。帯状疱疹は元来、自然に治癒することのある病気です。人それぞれによって痛みの

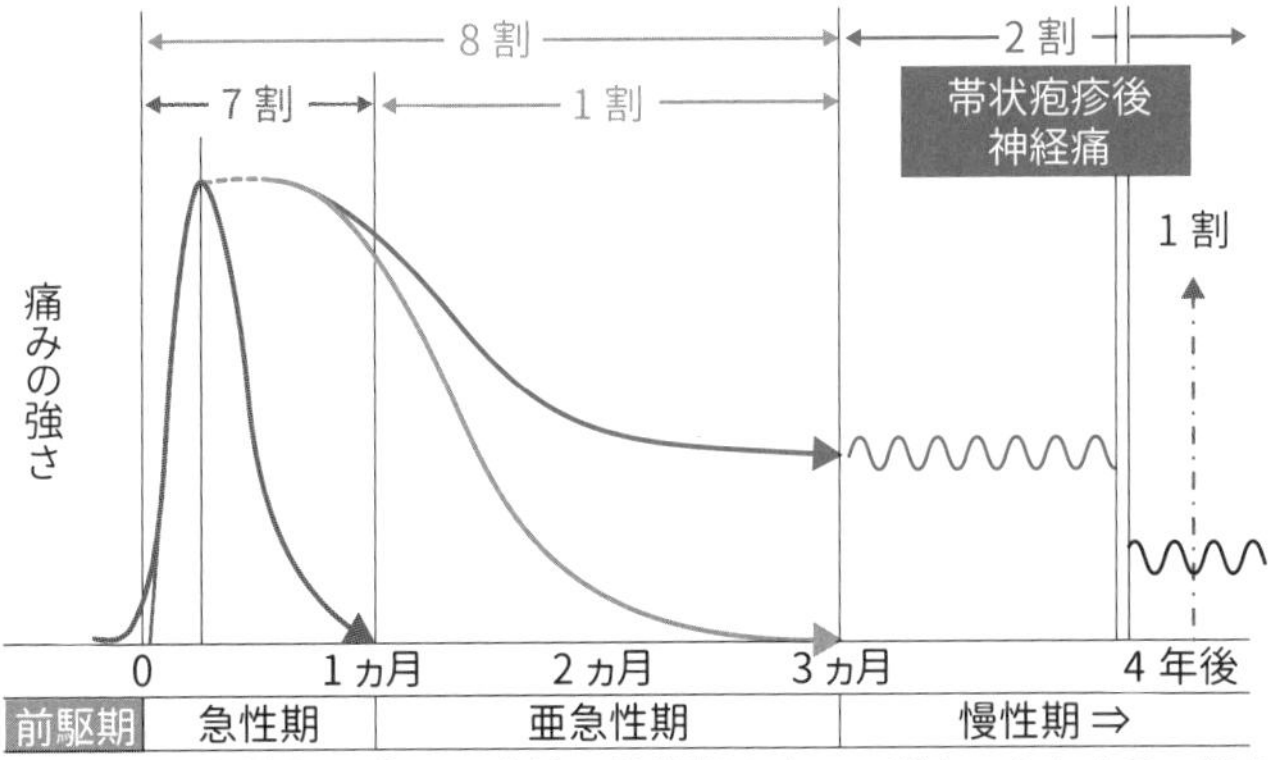

※急性・亜急性期は痛みの改善、慢性期は痛みの残存のおおよその割合を示す。

図7　帯状疱疹で痛みを感じている人の割合の推移

程度が異なるため、一概に人と比較はできませんが、「そのような強い痛みを何ヵ月も我慢しなくても済むようにするにはどうしたらよいのか？」「できることなら帯状疱疹にかかったとしても、少しでも辛い思いしないほうがよいのではないか」とつくづく思います。帯状疱疹に罹患した患者さんの約2割が、帯状疱疹後神経痛で苦しむ可能性があるなら、先手をとって何らかの手を打っておいた方がよいと考えられます。痛みがあれば我慢せずに積極的に治療を開始して痛みをなるべく早く、そして少なくしたほうがその後の〝生活の質〟はより良いものとなると考えます。

帯状疱疹関連痛の治療の全体像

帯状疱疹の病期は、図8（帯状疱疹の痛みの推移）に示すように、前駆期、急性期、亜急性期、慢性期の4つに区分されます。まず、前駆期は発疹が出る1週間ぐらい前から、痛みや違和感が出てきます。この前駆期は、特徴的な皮疹が見つからないため診断が難しい時期です。頭や胸、背中に痛みがあり、内科や整形外科を受診する方がいます。しかし、詳しい検査を受けても異常が見つからず、そうしているうちに、皮疹ができて、「帯状疱疹と診断された」という話をよく耳にすることがあります。この前駆痛があると帯状疱疹後神経痛に移行しやすいので、皮疹に先行して痛みがある方は要注意です。ほかにも、50歳以上で発症した患者さん、発疹の範囲がとても広い場合や、痛みが非常に強い場合には、帯状疱疹後神経痛に移行しやすいため、積極的

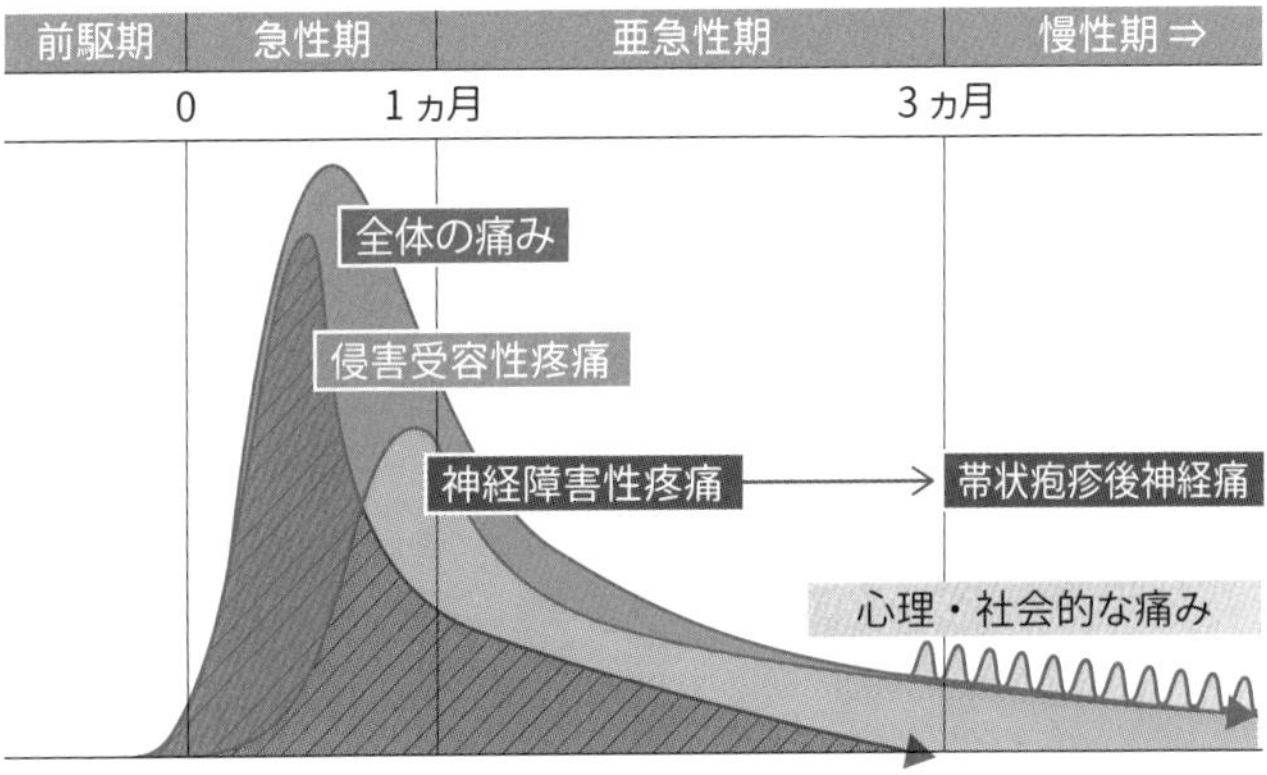

※痛みの程度には個人差があります。

図8　帯状疱疹の痛みの推移

(Pain Clinic 2015; 36: 285-293. を参考に作図)

に治療を受けるようにしましょう。

次に、発症してから1ヵ月までが「急性期」です。おおむね1週間で痛みのピークが来るといわれています。しかし痛みが強い場合は、3週間経過しても強い痛みが続いている方をよく見かけます。長引く痛みがある人はピークが後ろにずれる傾向があるようです。

帯状疱疹の初期の痛みは、「針で刺されるような」「焼けるような」「ズキズキ・ビリビリ」と表現されます。上着が少し触れただけでも痛みを感じる、アロディニア（異痛症）といわれる症状を伴うことがあります。それに対して、慢性期の痛みは、「腫れるような」「張り付いているような」違和感、常時ピリピリしている持続的な痛み、断続的で発作性の電撃痛が中心となります。急性期と同様に、アロディニアも伴うことがあります。このことからも急性期と慢性期の痛みの感じ方は、徐々に変化していくことがわかります。

2種類の痛み、侵害受容性疼痛と神経障害性疼痛

帯状疱疹は、おもに2種類（図8の侵害受容性疼痛、神経障害性疼痛）の痛みが混在して「全体の痛み」が、形作られています。帯状疱疹発症初期は、水痘・帯状疱疹ウイルスが神経節から末梢に向かって炎症反応を起こしながら広がります。その炎症が起こると、神経周囲組織に痛みの元となる発痛物質が作り出されます。その発痛物質が、神経の末端に存在する「侵害受容器」といわれる痛みを感知する「受け手」と反応します。すると、プラスイオンであるナトリウムイオン（Na^+）が、神経細胞の表面にあるNa^+チャネルという特殊な孔を通って細胞内に入り、電気的な興奮（活動電位）が発生します。その活動電位が中枢神経（脳や脊髄）に向かって〝痛み〟の情報として伝わります。急性期は、この炎症によってもたらされる侵害受容性疼痛（炎症性疼痛）がメインの痛みと考えられています。そして、徐々に炎症が鎮静化するにしたがって、早い人で数週間、遅くても3ヵ月間でこの炎症性疼

痛は終息します。後を追うようにして、この炎症によって末梢神経が変性・脱髄・線維化などの損傷を受けて、神経自体の痛みである「神経障害性疼痛」が起こります。神経障害性疼痛は、先ほどの侵害受容器といわれる受容体「受け手」を通過しません。炎症によって損傷された神経では、異所性のNa^+チャネルといわれる「受け手」が発現することで、自発的に活動電位を発生して痛み発生します。それに加えて、電位依存性Ca^{2+}チャネルの発現によって、痛みが絶え間なく中枢神経系に伝達されることで、中枢性感作といわれる、中枢神経の機能・構造的な変化をきたします。

実際に神経障害性疼痛が、いつ発症するのか？ といった疑問については、人それぞれ神経損傷の程度が違うためわかりません。しかし、神経障害性疼痛をほとんど起こさずに大過なく過ごす人もいれば、かなり早い時期であっても神経障害性疼痛が強い人もいます。そのため、急性期に非ステロイド性鎮痛薬（ＮＳＡＩＤｓ）やアセトアミノフェンといった薬が効かない場合は、早い段階で、神経障害性疼痛に用いられる薬を使用して痛みの治療を行います。3ヵ月以上経過した帯状疱疹後神経痛といわれる厄介な難治性疼痛は、この神経障害性疼痛による痛みがメインであると考えられています。

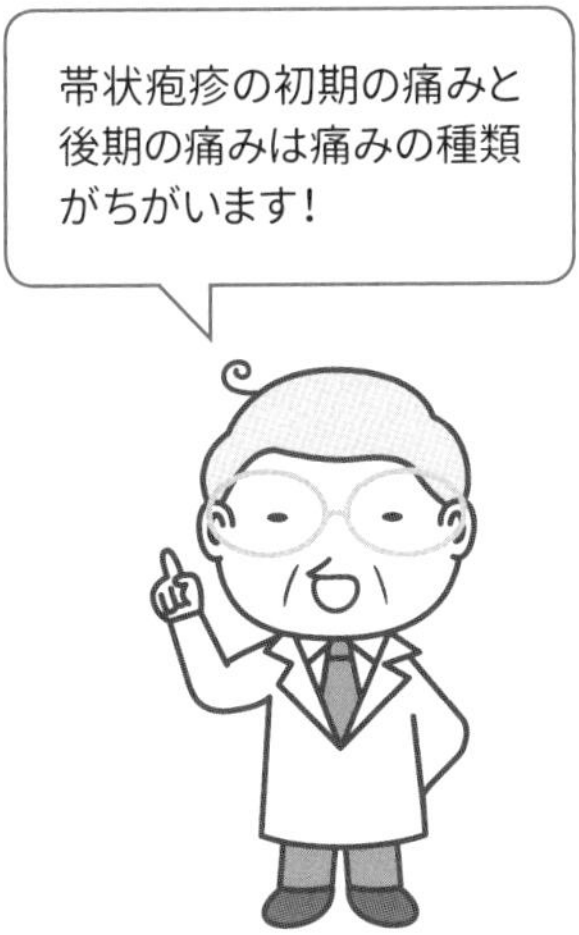
帯状疱疹の初期の痛みと後期の痛みは痛みの種類がちがいます！

急性・亜急性期の治療は、痛みの軽減

前述のとおり、帯状疱疹は時間とともに痛みの性質が徐々に変化していきます。そのため各時期で、そのつど治療方法を変えていく必要があります。各期間におけ

る治療選択を図9に示します。急性期に入り帯状疱疹と診断が付けば、抗ウイルス薬の投与が開始されます。さらに痛みが強いようであれば、アセトアミノフェンやNSAIDsが処方されます。通常は、この急性期で7割の人が治ってしまいます。

　ペインクリニックに受診する患者さんの多くは、すでに皮膚科や内科で抗ウイルス薬や消炎鎮痛薬による痛みの治療が行われた患者さんで、このような治療でも痛みがとり切れない人が大半を占めています。行われる痛みの治療は、神経ブロック注射や薬物治療、抗うつ薬・抗てんかん薬・オピオイド鎮痛薬

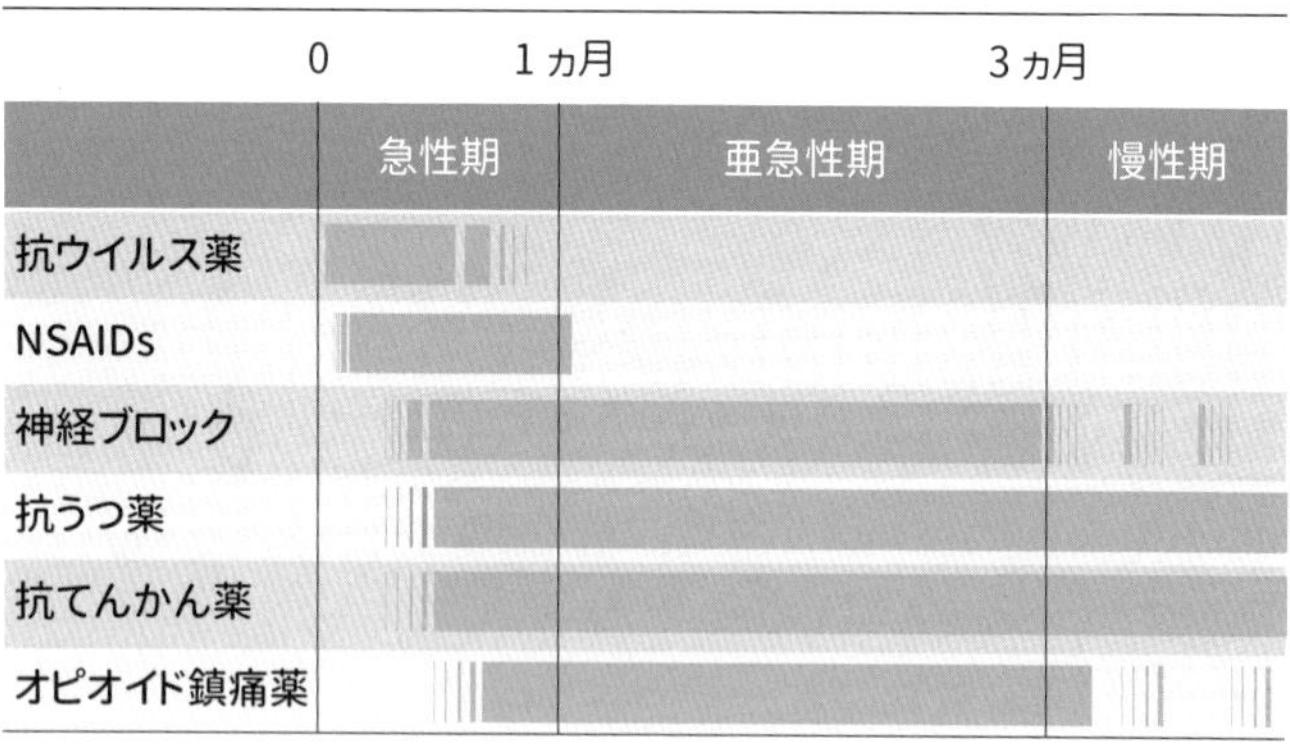

図9　帯状疱疹の各時期における治療選択

（非麻薬・麻薬）です（図9）。ほかにも漢方薬やレーザー治療なども並行して行います。いろいろと工夫を凝らして痛みの治療を行っていきます。

次の1〜3ヵ月までの期間は亜急性期です。3ヵ月までは、図8に表したように、下向きの放物線を描きながら急速に痛みがとれていきます。3ヵ月を過ぎた頃から、徐々に痛みのとれ方が鈍くなり、痛みがとれ難くなってきます。急性期・亜急性期の治療目的はなるべく痛みをとって帯状疱疹後神経痛への移行を防ぐことです。帯状疱疹の痛みを慢性化させないコツは、初期の帯状疱疹の痛みが固定化する前に十分痛みの治療を行い、反復する痛みによる慢性化を防ぐことです。つまり、痛みのない状態をなるべく維持するということになります。

☆帯状疱疹後神経痛には、おもに薬物治療が行われる

帯状疱疹を発症してから3ヵ月を超えると帯状疱疹痛から帯状疱疹後神経痛と

名称が変わり、慢性期となります。残念ながら、慢性期になり帯状疱疹後神経痛という難治性疼痛になると、現状でも決定的な治療方法はありません。

しかし、患者さんのなかには、6ヵ月、9ヵ月と経過して「痛みがまったくなくなった」という方もいらっしゃいますので、3ヵ月を過ぎたからといって必ずしも痛みがとれずに固定してしまうということではありません。

発症初期とは異なり、この時期はウイルスの活動はなく、通常は、どんどん痛みが増していくこともありません。この時期は基本的な、痛みの増減はありません。しかし、「心理・社会的痛み」といって、慢性的な痛みによって精神的に不安や抑うつをきたしてしまい、痛みが複雑化することがあります。ほかにも、環境因子（気温や気圧の変化）で痛みが増強するという患者さんがいます。

3ヵ月を過ぎて、初めてペインクリニックを受診した患者さんが、「先生、私の痛みはどんどんどんとれてよくなっていきますよね！」とおっしゃる方がいます。しかし、時間が経てば経つほど痛みがとれ難くなるのがこの帯状疱疹後神経痛の特徴です。慢性期は、治療を行っても、痛みをゼロにすることは難しくなってきます。ですから、この時期の治療目標は、「痛みがあっても薬を飲みながら、日常生活に支障がないようにする」となります。つまり、薬による治療を主体に痛みを抑えていきます。以上のような道筋で帯状疱疹の治療を進めていきます。では、次に各期間における治療の内容を詳しく説明していきます。

治療の主軸は抗ウイルス薬と消炎鎮痛薬

帯状疱疹の治療は経口薬で行います。水痘・帯状疱疹ウイルスの増殖を抑える抗ウイルス薬と、帯状疱疹の痛みを抑える消炎鎮痛薬が主軸です。

水痘・帯状疱疹ウイルスは神経細胞に侵入し、そのなかで新しいウイルス遺伝子を複製、タンパク質を合成してウイルス粒子が作られます。帯状疱疹治療に用いる抗ウイルス薬はウイルスを殺すのではなく、新しく作られるウイルスの遺伝子

DNAの複製阻害をすることでウイルス増殖を抑え、症状を軽減させます。

抗ウイルス薬は発疹など皮膚の症状が現れてから、3日以内に服用するのがベストです。実際には帯状疱疹発症後3日以内に受診する患者さんは2分の1にも満たないと報告されていますが、抗ウイルス薬の服用はタイミングが大切です。遅くても5日以内に飲むと治療効果が得られやすいといわれています（図10）。

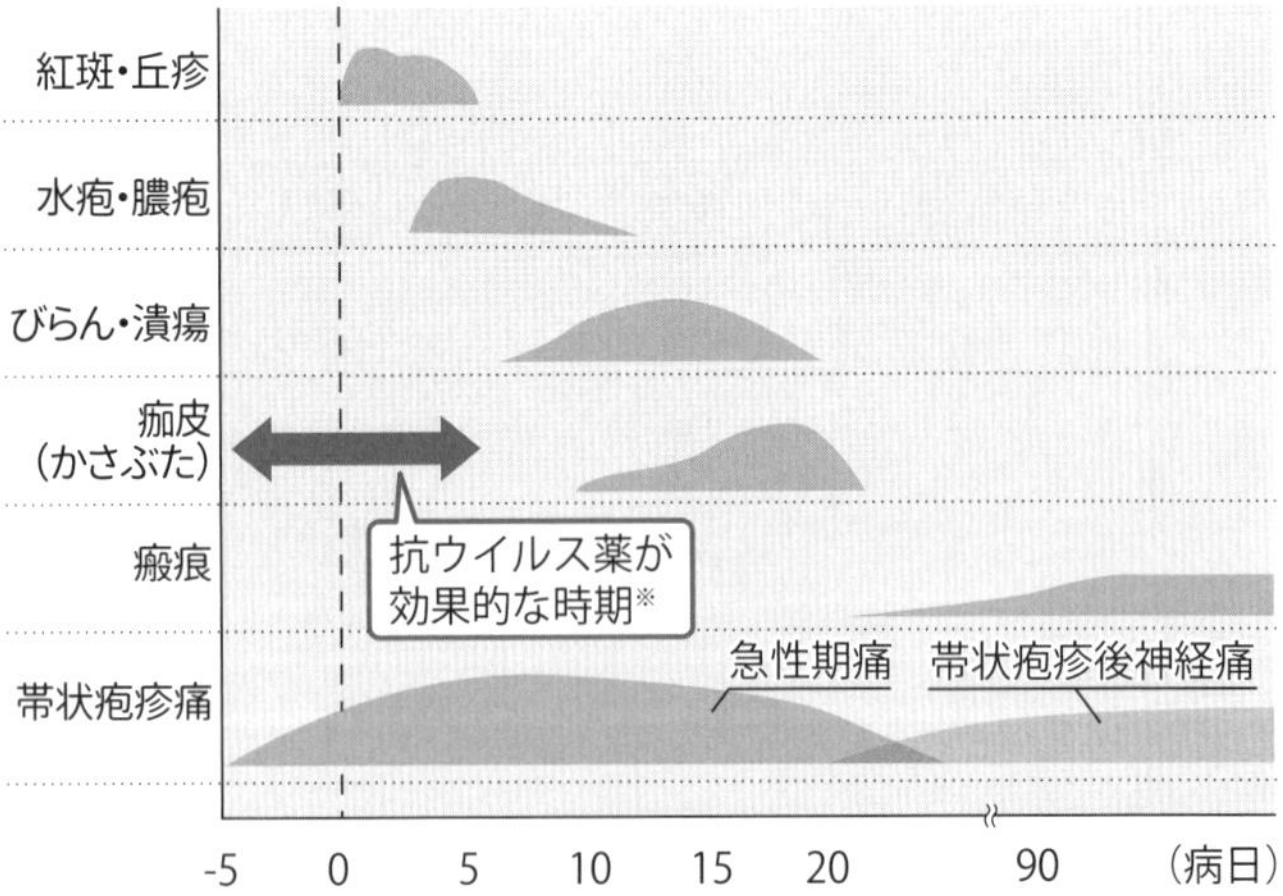

※皮疹が出てから3日以内（遅くても5日以内）

図10　帯状疱疹の患者さんが抗ウイルス薬服用の適切な時期

薬が治癒を早め、痛みの期間を短縮する

帯状疱疹に処方される抗ウイルス薬には「バラシクロビル（商品名バルトレックス）」や「アシクロビル（商品名ゾビラックス）」、「ファムシクロビル（商品名ファムビル）」などがあります。たとえば「バルトレックス錠500」は1回2錠、朝・昼・晩の1日3回服用を1週間続けます。1週間分の薬価は約1万5800円で、健康保険の3割自己負担で約4700円の費用がかかります。重症例では投与期間が延長されることもあります。

これらの抗ウイルス薬は、ウイルスのDNA複製を阻害することにより効果を発揮するので、効果が現れるまでに時間がかかります。しかし、新しい発疹が作られなくなるまでの日数や、発疹から水疱が生じて痂皮（かさぶた）ができ、そのかさぶたが落ちて皮膚がきれいになるまでの期間などが短くなり、帯状疱疹の重症度が改善されます。

また、抗ウイルス薬の服用により痛みに苦しむ期間が短縮される、ということもわかっています。ある研究からは、抗ウイルス薬の服用により痛みの期間が平均2ヵ月短くなることが報告されています。

しかし、バラシクロビル、アシクロビル、ファムシクロビルは腎排泄型の薬なので、腎機能が低下している場合や、高齢者、低体重の患者さん、利尿剤などを服用している患者さんには服用量を少なくするなどの配慮が必要となります。

2017年7月に「アメナメビル（商品名アメナリーフ錠）」が帯状疱疹の治療

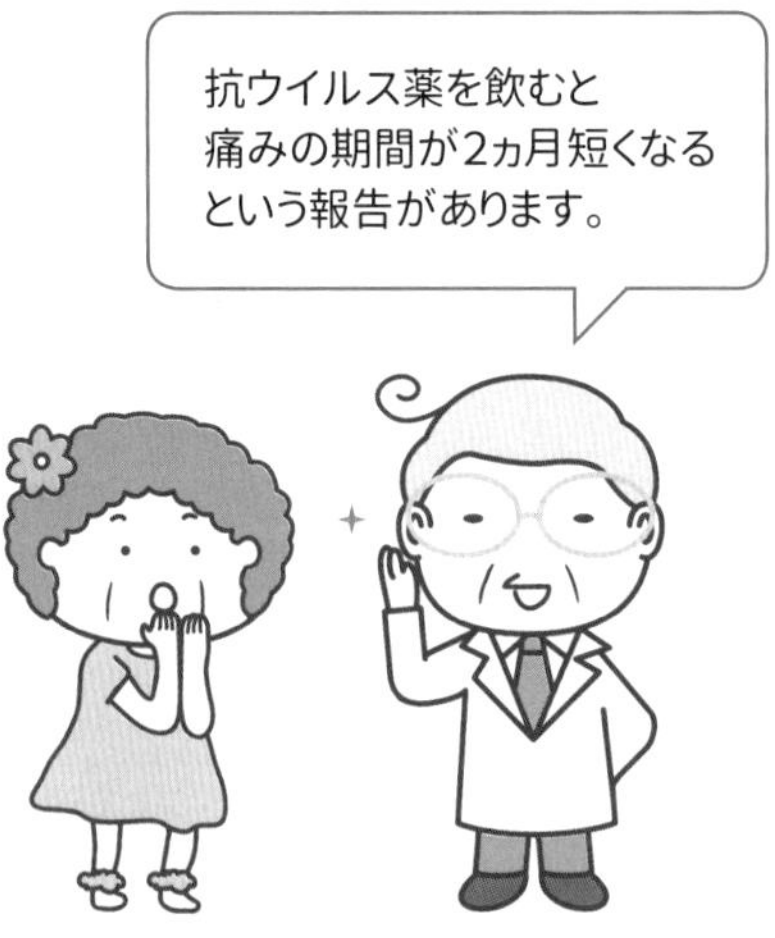
抗ウイルス薬を飲むと
痛みの期間が2ヵ月短くなる
という報告があります。

薬として承認されました。この薬は、ウイルスのDNA合成に必要な酵素を阻害することにより作用効果を発揮する薬で、1回2錠、1日1回、1週間の服用で従来の抗ウイルス薬と同等の効果が認められています。また、糞便中に排泄されるため、腎機能が低下している患者さんも服用できる利点があります。

発症5日目以降の服用で効果が得られることも

では、帯状疱疹が発症してから5日を超えてしまうと、抗ウイルス薬を服用してもあまり意味がないのでしょうか。かならずしもそうとはいえません。

たしかに帯状疱疹が進行すればするほど、抗ウイルス薬の治療効果は薄れていきます。しかし、病状によっては優れた治療効果が得られることもあります。

たとえば、発症後5日経っても、発疹や水疱などが次々に生じてくる場合です。

また、皮膚病変の範囲が広い場合も、抗ウイルス薬の服用が後々の痛みの軽減につながることもあります。そのつど医師と相談し、抗ウイルス薬を服用するか否かを決めていく必要があります。

なお、抗ウイルス薬は帯状疱疹から帯状疱疹後神経痛への移行を防ぐともいわれています。事実、抗ウイルス薬の服用により、帯状疱疹後神経痛への移行を半減させたとの研究も報告されています。

初期の痛みを抑える「カロナール」とNSAIDs

痛み止めの薬として最初に処方されるのが、非ピリン系消炎鎮痛薬の「アセトアミノフェン（商品名カロナール）」です。安全性が高く副作用が少ないことから、ほかの帯状疱疹の薬に比べて、高齢者でも安心して服用できます。アセトアミノフェンは、解熱鎮痛薬の成分として市販の風邪薬などに多く含まれています。そのため、知らないうちに、一般の風邪薬と併用してしまい、アセトアミノフェンの使用量が多くなることがあります。副作用は大量投与による腹痛や下痢、長期投与による肝機能障害です。長期投与で1日の投与量が１５００㎎を超えるの場合は、定期的な肝機能検査が望ましいです。

そのほかに痛み止めに用いられる薬として、「ジクロフェナクナトリウム（商品名ボルタレン）」や「ロキソプロフェンナトリウム水和物（商品名ロキソニン）」、「セレコキシブ（商品名セレコックス）」、「インドメタシンナトリウム（商品名インダシン）」などの炎症を抑えるＮＳＡＩＤｓが処方されることもあります。発疹が現れるまでの前駆痛にはもちろん、発疹が出現し皮膚が痂皮化（かさぶたの状態）になる3～4週間までの急性期の痛みに治療効果を発揮します。

ＮＳＡＩＤｓの副作用は、胃部不快感や胃・十二指腸潰瘍などの消化器障害、むくみや腎障害などが報告されています。胃痛や腹痛の副作用がもっとも多いため、一緒に胃腸薬が処方されることが少なくありません。

患者さんのなかには、ＮＳＡＩＤｓをたくさん飲めば飲むほど痛みがとれると勘違いしている方がいます。しかし、ＮＳＡＩＤｓは、天井効果といって、通常の決まった量を超えて服用しても、効果は強まりません。むしろ、痛みが強いため上限を超えて内服したり、剤形の異なる同じ成分の坐薬や内服薬を１日に何度も併用することで、重篤な消化器障害をきたす場合があります。

帯状疱疹の患者さんのなかには高齢者や糖尿病などで腎機能が低下している患者さんが多いため、ＮＡＳＩＤｓの使用開始や長期の服用には注意が必要になります。

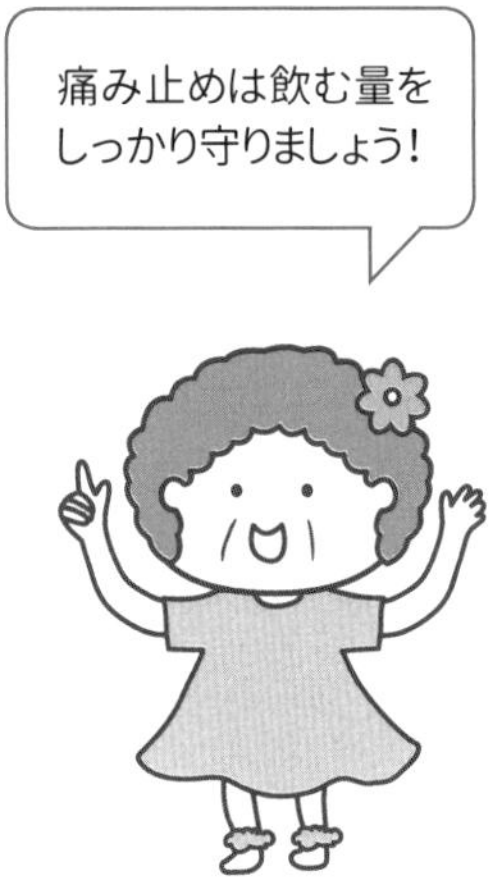

皮膚の「赤み」がなくなったらNSAIDsは効かない

帯状疱疹が発症して1ヵ月ぐらい経過すると、「この薬（NSAIDs）を飲んでいても、効いている感じがしません」とおっしゃる方がいらっしゃいます。発症初期は痛みが抑えられたのに、徐々に効果がなくなってきているのを自覚している患者さんです。NSAIDsは消炎鎮痛薬ですから、皮膚の発赤（炎症）がない状態になって続けていても効果はあまり期待できません。そのため、NSAIDsの使用を止めて別の薬に変えた方がよいものと考えられます。NSAIDsの服用の目安はかさぶたになった皮膚が乾燥するまでの1ヵ月ぐらいです。

NSAIDsが効かなくなったのは、神経の炎症から生じる痛みだけではなく、神経自体の変性・損傷による痛み「神経障害性疼痛」に変化してきたもの考えられます。こうした痛みにはNSAIDsだけでは対処はできません。神経の伝達を抑制する薬や、急性・亜急性期の痛みであれば神経ブロックを行うことも選択肢に入ってきます。

ちょっと寄り道2

人の痛みはわかりづらい？ 痛みはどう評価されるのか

痛みを正確に評価することは現代においても非常に難しい問題です。痛みは「不快な感覚」と「情動体験」が合わさったものと考えられています。それゆえ本人の主観が入ります。そのため、情動を数値化できないように、痛み自体を数値化することが難しいのです。

そのような痛みの強さ評価するために「ビジュアル・アナログ・スケール（VAS）」が用いられています（図）。メモリが付いていない10㎝の定規を用いて、左端を「まったく痛くない状態」として右端を「今までの人生で最大の痛み」と仮定した場合、現在の痛みがどの程度なのか、患者さんに印をつけてもらいます。もう一つは口頭で答えてもらう「ニューメリック・レイティング・スケール（NRS）」を使用することがあります（図）。

まったく痛みがない状態を0、人生最大の痛みを10として、0〜10の11段階で現在の痛みを評価してもらいます。これらの質問で多くの方の意見を参考にしたところ、おおむね痛みが7以上の場合はかなり痛みが強い状態で、入院治療が必要になることもあります。痛みの程度が4や5になると常に痛みがあるといった状態で中程度の痛みです。いずれにしろ3以上の痛みが続く場合、患者さんは痛みを訴え続けることが多く、3以下の痛みになれば日常生活で

VAS（visual analogue scale）

100 mm の線の左端を「痛みなし」，右端を「最大の痛み」とした場合，患者の痛みの程度を表すところに印を付けてもらうもの

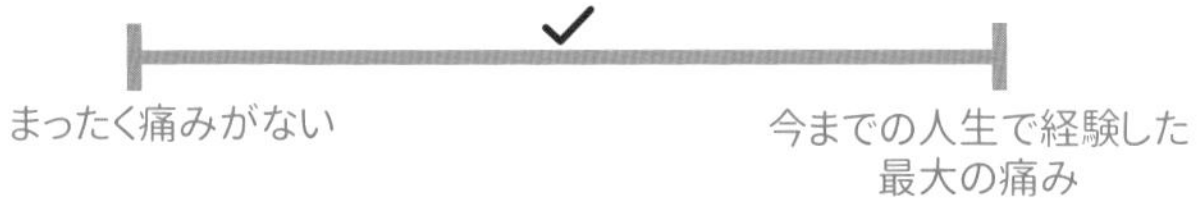

NRS（numerical rating scale）

痛みを 0 から 10 の 11 段階に分け，痛みがまったくないのを 0，考えられるなかで最悪の痛みを 10 として，痛みの点数を問うもの

図　痛みを評価する方法

「痛み」を忘れる時間が多くなるため、治療の必要性がなくなってきます。しかし、痛みが3以下になってもかゆみやしびれなどの違和感を伴う場合があります。そのような場合は、長く(年単位)、内服治療を継続している患者さんもいらっしゃいます。

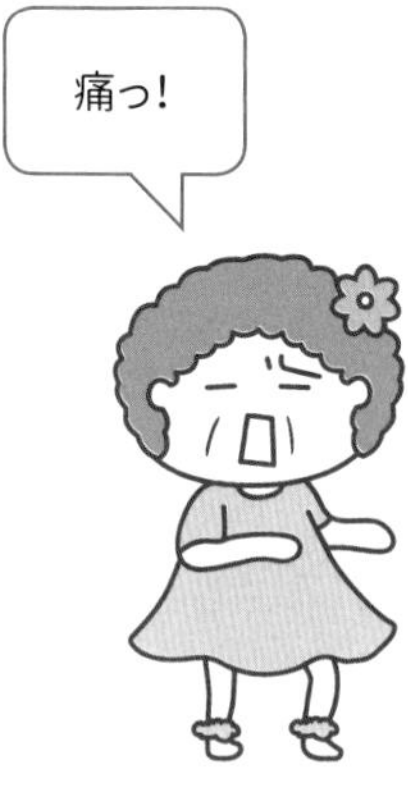

神経の過剰な興奮を抑える薬

帯状疱疹の痛みは、初期は炎症による侵害受容性疼痛がメインで、徐々に慢性期になるに従い神経自体が障害される神経障害性疼痛に変化していくといった説明をこの章の冒頭でしました。このような神経障害性疼痛に用いられる薬剤を図11に示します。

まず、第一選択薬は、電位依存性カルシウム（Ca^{2+}）チャネルα2δリガンドの「プレガバリン（商品名リリカ）」「ガバペンチン（商品名ガバペン）」「ミロガバリンベシル酸塩（商品名タリージェ）」、三環系抗うつ薬の「アミトリプチリン塩酸塩（商品名トリプタノール）」「ノルトリプチリン塩酸塩（ノリトレン）」「イミプラミン塩酸塩（商品名イミドール）」、セロトニン・ノルアドレナリン再取り込み阻害薬（SNRI）の「デュロキセチン塩酸塩（商品名サインバルタ）」が推奨されています。

第一選択薬
［複数の病態に対して有効性が確認されている薬物］

◎Ca^{2+}チャネルα 2 δリガンド
プレガバリン、ガバペンチン、ミロガバリンベシル酸塩
◎セロトニン・ノルアドレナリン再取り込み阻害薬
デュロキセチン
◎三環系抗うつ薬（TCA）
アミトリプチリン塩酸塩、ノルトリプチリン塩酸塩、
イミプラミン塩酸塩

⇩

第二選択薬
［1 つの病態に対して有効性が確認されている薬物］

◎ワクシニアウイルス接種家兎炎症皮膚抽出液
◎トラマドール塩酸塩

⇩

第三選択薬

◎オピオイド鎮痛薬
フェンタニル、モルヒネ塩酸塩水和物、
オキシコドン塩酸塩水和物、
ブプレノルフィン塩酸塩など

図 11　わが国における神経障害性疼痛に対する薬物療法アルゴリズム
（ペインクリニック治療指針改訂第 6 版を参考に作図）

次に、第二選択薬の弱オピオイド鎮痛薬のトラマドール塩酸塩（商品名トラマール）、ワクシニアウイルス接種家兎炎症皮膚抽出液、そして、第三選択薬の強オピオイドである「フェンタニルクエン酸塩（以下フェンタニル）」「モルヒネ塩酸塩水和物（以下モルヒネ）」「オキシコドン塩酸塩水和物（以下オキシコドン）」「ブプレノルフィン塩酸塩」といった薬が推奨されています。「トラマドール塩酸塩」は麻薬ではありませんが、安全性を考慮して第二選択薬に入っています。さらに、「フェンタニル」「モルヒネ」「オキシコドン」といった薬は、強オピオイド＝麻薬ですから、第三選択薬となっています。これらのオピオイド鎮痛薬は、いずれも帯状疱疹後神経痛に対して効果があることが確かめられています。しかし、帯状疱疹後神経痛という病気は罹病期間が長いために、長期間にわたって薬を使い続けなければなりません。とくに強オピオイドは、安全性を考慮して3ヵ月以上の服用は勧められていません。これらの強オピオイドの処方に関しては、専門機関における治療が前提となっています。

ちょっと寄り道3

痛みの治療に使われる抗てんかん薬

〝てんかん〟とは、先天的・後天的に何らかの障害により脳の神経細胞が過剰な興奮をきたした結果、痙攣《けいれん》や意識消失発作を繰り返し起こす病気です。代表的なてんかんの薬は、カルバマゼピン、バルプロ酸ナトリウム、プレガバリン、ガバペンチンが用いられていますが、痛みの治療にも、抗てんかん薬が頻繁に用いられてきた経緯があります。実際、てんかんに用いられる抗てんかん薬は、根本的に〝てんかん〟を治す薬ではありません。

これらの薬は、神経の過剰な興奮を抑えることで、てんかん発作の頻度や程度を軽くする薬です。図1に示すように、てんかんに使用される薬は、大まかにNa^+チャネルブロッカー、Ca^{2+}チャネルブロッカー、GABA-A受容体作動薬の3つに分類されます。Na^+チャネルブロッカーは、陽イオンのNa^+（ナトリウムイオン）が神経細胞に入るのを邪魔して細胞の興奮を抑制します。同様に、Ca^{2+}チャネルブロッカーは、陽イオンのCa^{2+}（カルシウムイオン）が神経細胞内に入るのを阻むことで神経細胞の興奮を起こしにくくします（図2）。では、GABA-A受容体作動薬とは何でしょうか？

GABA-A受容体に作用する物質は、神経伝達物質のGABAや、睡眠薬のベンゾ

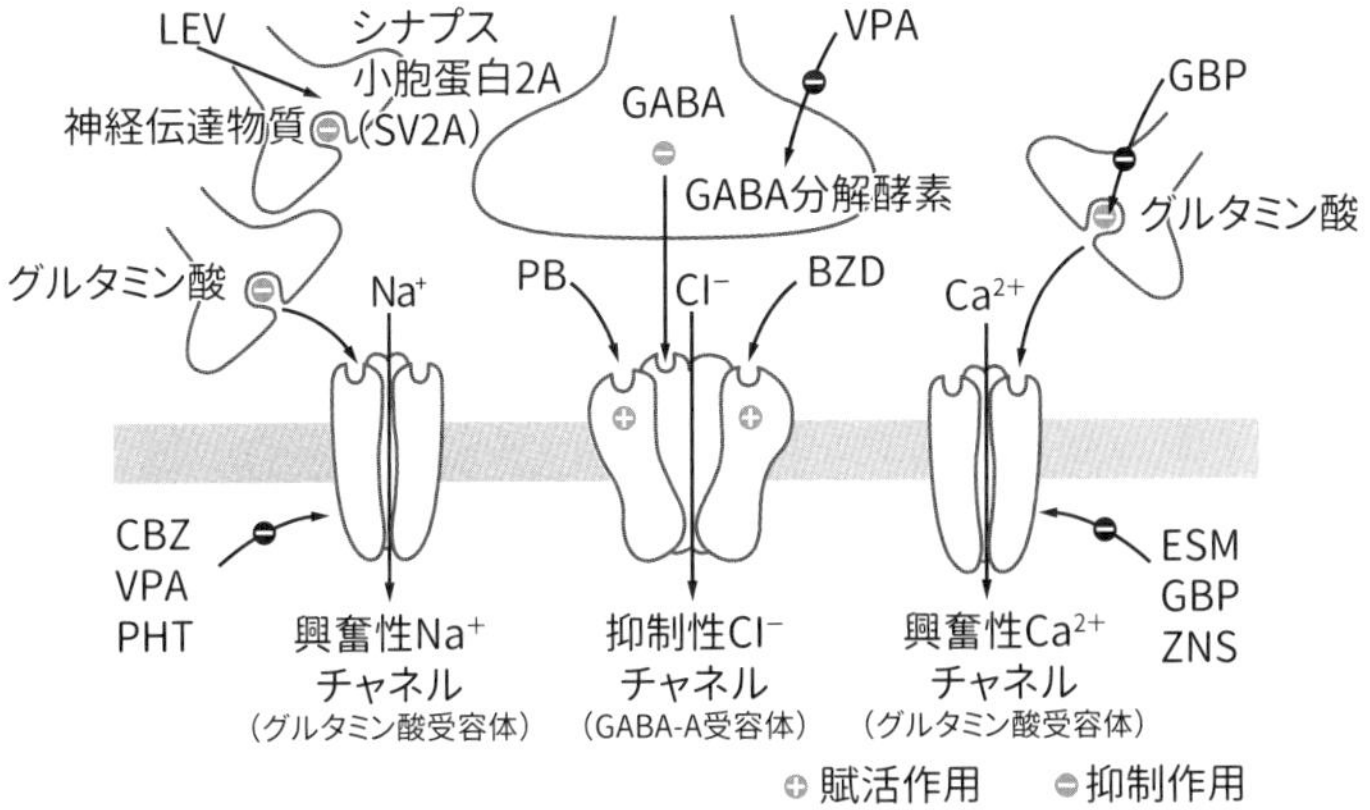

BZD: ベンゾジアゼピン、CBZ: カルバマゼピン、ESM: エトスクシミド、GBP: ガバペンチン、LEV: レベチラセタム，PHT: フェニトイン、PB: フェノバルビタール，VPA: バルプロ酸、ZNS: ゾニサミド

図1　神経の過剰な興奮を抑える薬

ジアゼピン・非ベンゾジアゼピン系睡眠薬やバルビタールという麻酔導入薬などの薬剤です。これらの物質がGABA-A受容体にくっつくとGABA-A受容体が開口して陰イオンである塩素イオン（Cl⁻）が、細胞内に入り込み、細胞内が鎮静状態（過分極）になります。陰イオンが細胞内に入り込むと、神経細胞の興奮性がなくなり、睡眠薬の場合は眠くなるという仕組みです。

てんかんの治療と同様に、こ

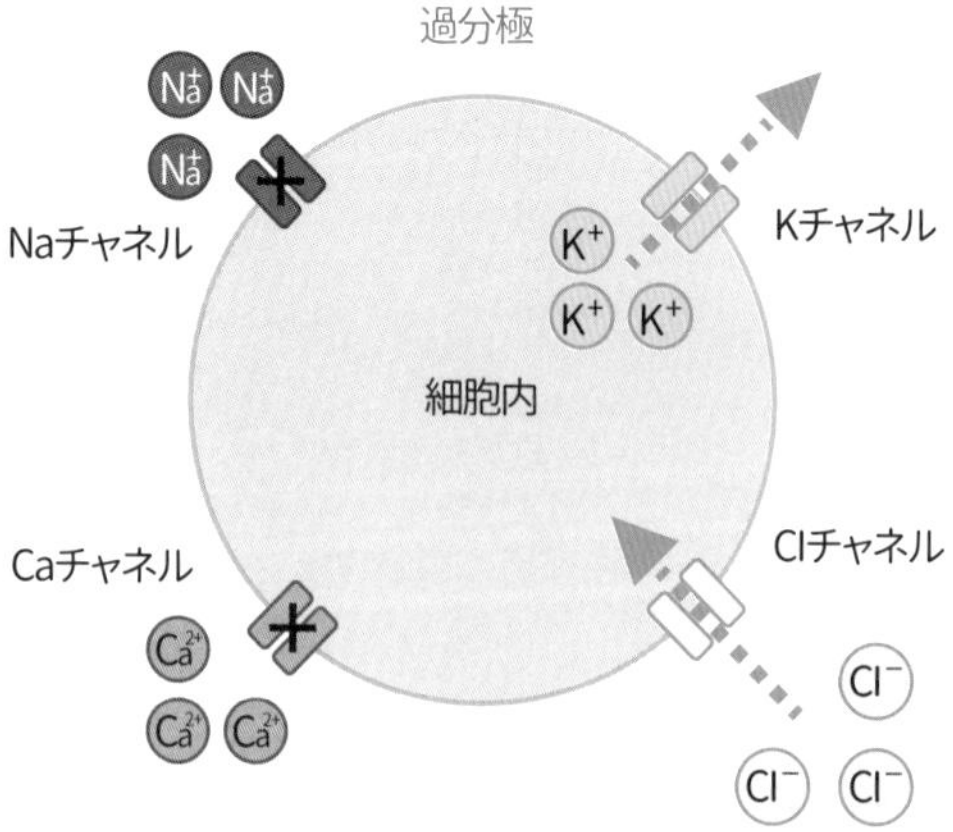

図2　Na^{+} チャネルブロッカーと Ca^{2+} チャネルブロッカー

れらの薬は神経の障害を根本的に治す薬ではありません。しかし、神経の異常な興奮を抑え込むことにより痛みを軽くすることができます。機序は異なりますが、後述の局所麻酔薬は、Na^{+}チャネルブロッカーです。Na^{+}チャネルを内側から蓋をして外側から陽イオンのNa^{+}（ナトリウムイオン）が神経細胞に入るのを阻んで神経細胞の興奮（痛み）を抑制します。三環系抗うつ薬もNa^{+}チャネルブロッカーとしての作用がありますし、セロトニン・ノルアドレナリンといった脳内ホルモンといわれる神経伝達物質には、感覚神経が脊髄に入る「脊髄後角」といわれる部位で、神経細胞内からK^{+}の流出を促進し、Ca^{2+}の流入を抑制することにより過分極をきたし鎮痛作用をもたらします。オピオイド鎮痛薬の作用も突き詰めれば、Ca^{2+}チャネルを阻害して、陽イオンのCa^{2+}が神経細胞内に入るのを阻害して、細胞内からK^{+}の流出を促進する作用によって、痛みを鎮静化します。つまり、痛みに使われる薬の作用は神経の興奮を抑制し痛みを弱める薬ということになります。

第一選択薬、抗てんかん薬（カルシウムチャネル$\alpha 2\delta$リガンド）

痛みを抑える薬として、Ca^{2+}チャネルブロッカーの、電位依存性Ca^{2+}チャネル$\alpha 2\delta$リガンド（カルシウムの受容体に結合する物質）のプレガバリン（商品名リリカ）やガバペンチン（商品名ガバペン）が治療に用いられています。プレガバリンは、帯状疱疹後神経痛に対して、鎮痛効果の面でも、睡眠の質や抑うつ・不安などの症状に対しても効果が認められています。さらに日常生活動作（ＡＤＬ）や生活の質（ＱＯＬ）といった日常生活の改善にも効果があります。

もともと、ガバペンチンとプレガバリンは、同じ種類の薬です。日本では、「てんかん」に対する適応はありませんが、海外においては、抗てんかん薬として使用されています。ミロガバリンベシル酸塩（商品名タリージェ）も抗てんかん薬ではありませんが、国内で開発され、２０１９年に末梢性神経障害性疼痛に対して承認されました。この薬も同じ種類の電位依存性Ca^{2+}チャネル$\alpha 2\delta$リガンドです。現在、おもにこのプレガバリンとミロガバリンベシル酸塩が帯状疱疹に使用されています。

プレガバリンとミロガバリンベシル酸塩のおもな副作用は、ふらつき・浮動性めまい・眠気です。自動車の運転には十分に気を付ける必要があります。高齢者では、ふらつき・めまいによる転倒をきたすことがあるため注意が必要です。そのほかの注意点として、この薬のほとんどが腎臓で排泄されるため、腎臓の機能が低下している患者さんは、薬が体内に蓄積して通常よりも副作用が強く現れることがあります。このような患者さんは、眠気やふらつきが強く現れる場合があるため、早々に減量もしくは中止することが必要です。そのほか、機序は不明ですが、むくみや肥満といった症状や、眼の症状として視野障害や「霧視」という視野がぼやける症状が出ることがあります。このような症状が起こった場合、医師から積極的に症状を聞かれないと薬との関連性がわからないため、服薬を続けてしまうことがあります。症状がある場合は、薬の中止が必要になることがありますが、一方でこの薬を自己判断で急に中止すると、不安・不眠・頭痛などの離脱症状が生じる可能性があります。薬の減量や中止したい場合は、担当の医師と相談するようにしましょう。

抗うつ薬（三環系抗うつ薬、SNRI）

もう一つの第一選択薬に三環系抗うつ薬とセロトニン・ノルアドレナリン再取り込み阻害薬（SNRI）があります。三環系抗うつ薬やSNRIは、「うつ病」の薬です。しかし、抗うつ薬の中には慢性疼痛に効果が確認されている薬剤があります。とくに三環系抗うつ薬のアミトリプチリン（商品名トリプタノール）やノルトリプチリン（商品名ノリトレン）といった薬は、帯状疱疹後神経痛に対する有効性が高いことがわかっています。そして、ノルトリプチリンは、アミトリプチリンに比べても「眠気」や「口の渇き」などの副作用が少ないことから、比較的、使用しやすい薬と考えられています。

SNRIもうつ病の薬です。「デュロキセチン塩酸塩（商品名サインバルタ）」

も神経障害性疼痛の治療に用いられています。

三環系抗うつ薬とＳＮＲＩの作用機序には、下行性疼痛抑制系を賦活（刺激）して、脳内ホルモンといわれるノルアドレナリン・セロトニンといった痛みを抑える神経伝達物質を増やすことで、鎮痛作用を発揮します。

副作用は、眠気・ふらつきなどをきたすことです。三環系抗うつ薬は、とくに高齢者では副作用をきたしやすい薬であるため、誰でも飲める薬ではありません。また、三環系抗うつ薬の重要な副作用に、緑内障がある患者さんが使用すると、眼圧がさらに上昇することがあります。また、男性で前立腺肥大症がある患者さんは、尿閉が起こることがあるので服用はできません。

オピオイド鎮痛薬

帯状疱疹の治療に用いられるオピオイド鎮痛薬は、第二選択薬のトラマドールと第三選択薬のモルヒネ、フェンタニル、オキシコドン、ブプレノルフィンです。

第二選択薬のトラマドールは、弱オピオイドに分類されています。トラマドール自体は、麻薬ではないのですが、吸収され代謝活性を受けるとO－デスメチルトラマドール（M1）といわれる「麻薬」と同様の成分になります。このM1が、末梢神経や中枢神経に存在するオピオイド受容体に作用して痛みを抑え込みます。トラマドールの作用は、代謝されていないトラマドール自体に、SNRIとしての弱い作用が認められます。つまり麻薬の効果と抗うつ薬の2つの作用が相乗的に働き痛みを抑えます。そのため、この薬はSNRI同様に、徐々に減量してから中止する必要があります。

第三選択薬のフェンタニル、モルヒネ、オキシコドンは、オピオイドとよばれる「麻薬」です。フェンタニルは帯状疱疹の痛みに対しては、貼付剤が用いられています。オキシコドンは、これまではがん性疼痛にのみ使用されてきましたが、2020年10月29日に慢性疼痛に対して経口オピオイド製剤が追加承認されました。そのため、今後はオキシコドンも慢性痛に使用される機会が徐々に増えていくものと考えられます。なお、急性期で痛みが強く、第一、二選択薬でも痛みが抑えられないときに、モルヒネ、フェンタニル、オキシコドンなどが使用されます。これらの強オピオイドは、弱オピオイドのトラマドールに比べて、効果も副作用も強いため、慎重に投与することが原則となります。フェンタニル、モルヒネの作用機序は、トラマドールと同様に、脊髄後角や大脳基底核のオピオイド受容体に作用し、痛みを強力に抑え込みます。

一般的にオピオイド鎮痛薬の副作用は、嘔吐、便秘をはじめ、ふらつきや眠気などです。吐き気は、約2週間で改善することが多いですが、便秘に関してはオピオイド鎮痛薬を使用しているあいだは起こりやすくなります。そのため、あらかじめ制吐剤や緩下剤を併用することがあります。また、オピオイド鎮痛薬も三環系抗うつ薬同様に、排尿障害をきたすことがあります。

オピオイド鎮痛薬と薬物依存の関連性

オピオイド鎮痛薬でもっとも心配な問題は、「嗜癖《しへき》」とよばれる薬物依存症を起こさないか？　といった問題です。これに対する答えは、使い方を間違わずに使用すれば依存症は起きにくいといえます。とくに、第二選択薬のトラマドールは依存をきたしにくいと考えられています。麻薬依存＝精神的依存症を起こすには、図12に示すように、薬の摂取の仕方によって起きやすさが異なります。オピオイド鎮痛薬の場合は、薬の血中濃度が急激に上昇するような摂取の仕方をすると依存症が起こりやすくなると考えられています。図12に示すように、静脈注射・吸入＞皮下注射＞内服＞経皮（貼付）

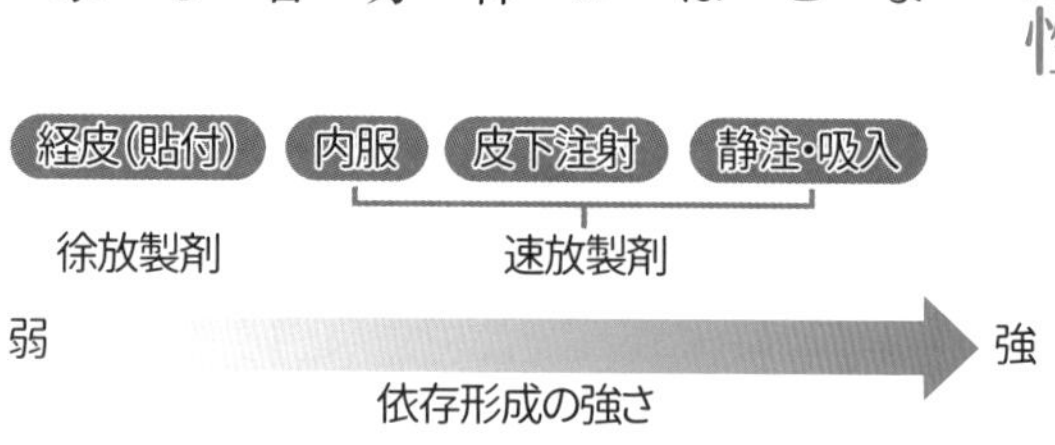

図12　オピオイドの嗜癖と剤形との関連

の順番で依存症がおこりやすくなります。弱オピオイドのトラマドールは、下から2番目の内服（経口）です。トラマドールとモルヒネの錠の違いは、モルヒネは、そのままで麻薬ですが、トラマドールは、服用後、吸収され、肝臓で薬が代謝されてから初めて経口モルヒネの5分の1ほどの作用があるM1という麻薬の成分になり鎮痛効果を発揮します。さらにトラマドールには、先ほど説明した抗うつ薬と同様の機序により痛みをとる効果も加わります。このような違いによって、痛みのとれ方はモルヒネに比べて弱いですが、M1の中枢への移行が穏やかなため、トラマドールは依存をきたしにくい薬と考えられます。また、強オピオイドのフェンタニルは、貼付剤を用いることが多く、理論的に薬物依存をきたしにくい剤形となっています。しかし、強オピオイドは、「麻薬」なので使用には十分な注意が必要となります。

帯状疱疹の内服薬は慎重投与が原則、使っても大丈夫？

帯状疱疹の治療のための薬が、抗てんかん薬や抗うつ薬、麻薬系の薬だと知ると、少しびっくりされるかもしれません。

「私は〝てんかん〟ではありませんけど……」

「なんで〝うつ病〟でもないのにうつ病の薬を飲まなければいけないの……」

「オピオイド……麻薬？……麻薬中毒（依存症）になるのでは？」

「そういう薬だったら、私、飲みたくありません」

と心配され、薬の服用をためらう患者さんがいらっしゃいますが、抗てんかん薬も抗うつ薬もオピオイド鎮痛薬も帯状疱疹の痛みに効果が確認されているために処方されている薬です。

これまでにあげてきた帯状疱疹後神経痛に効果がある、抗てんかん薬、抗うつ薬、オピオイド鎮痛薬といった薬は、帯状疱疹後神経痛自体を根本的に治す薬ではありません。神経の伝達を抑えることにより、痛みを抑制する薬です。そのため、いずれの薬も服用したときに、場合によっては、ふらつき・眠気・転倒などの副作用が出やすい薬です。帯状疱疹にかかる患者さんは高齢者が多いため、これらの薬の使用には十分な注意が必要です。もちろん、副作用が出る・出ないは、個人差があり、すべての人がこのような副作用をきたすわけではありません。かなり多い量を服用してもまったく副作用が出ない患者さんもいれば、一番小さな錠剤でもふらつきやめまい・眠気などの副作用が出る患者さんもいます。そのため、薬の処方に際しては、年齢・体格・性差・診察時の健康状態により薬の初期用量を調節し、高齢者では、少ない量から開始します。

帯状疱疹などの慢性疼痛は、薬を服用することで日常生活動作（ＡＤＬ）や生活の質（ＱＯＬ）が改善するというメリットと、デメリット（薬による副作用）を天秤にかけて、薬を飲んだほうがよいと考えています。つまり痛みを我慢することで、友達との食事会をためらう、買い物が億劫になり外出の頻度が極端に減る、日常生活が楽しくない、食欲も出ない、などがある場合は積極的に飲むべきでしょう。薬を飲むことで、そのような生活のパターンが改善されるなら、日常の活動性も上がり、運動機能や心肺機能が結果的に維持されるかもしれません、痛みを我慢することは美徳でもよいことでもありません。とれる痛みであれば積極的に治療を受けることがとても重要です。

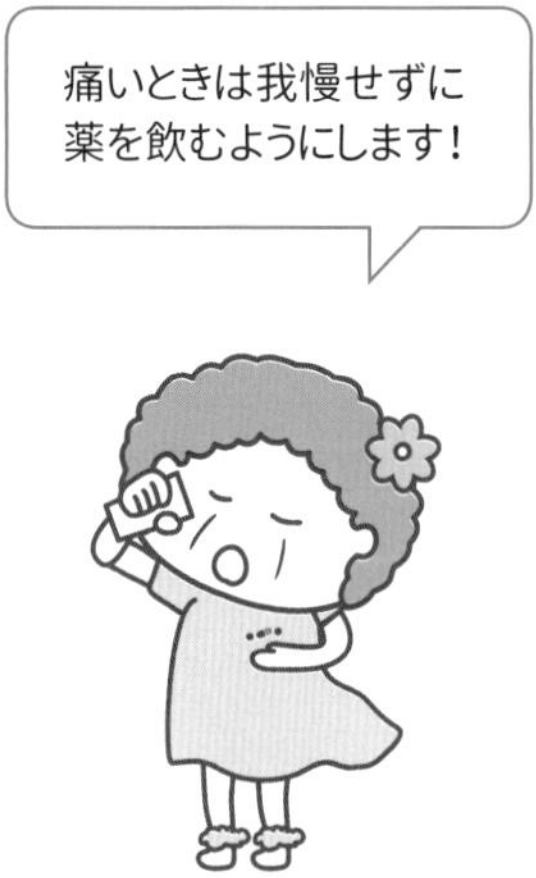
痛いときは我慢せずに
薬を飲むようにします！

第4章

神経ブロック

☆神経ブロックはペインクリニックで行う

第3章では、帯状疱疹関連痛の薬物治療について紹介しました。第4章では急性・亜急性期の帯状疱疹の痛みをとる有効な手立てである神経ブロックについて解説します。通常の鎮痛薬だけでは痛みがとり切れないことがあるため、なるべく早め、できれば、帯状疱疹になって1ヵ月以内に、ペインクリニック（痛みの治療外来）を受診して、神経ブロックを開始することをお勧めしています。帯状疱疹の痛みは時間が経てば経つほど痛みがとれにくくなります。やはりここでも、先手、先手の治療が、帯状疱疹後神経痛に移行させない、痛みを長引かせないためのポイントになります。

神経ブロックには、大まかに分けて3つの方法があります。①局所麻酔薬やステロイドを用いて、痛みのある神経を一時的に遮断する方法、②血液の流れを調節している神経（交感神経）を遮断して血行を促して痛みをとる方法、③神経自体に熱を加える方法（高周波熱凝固法）や神経破壊薬（アルコールなど）を用いて、神経を破壊・変性し長期にわたって痛みを抑える方法、などがあります。

一般的に外来で行われている神経ブロックは、①・②の方法です。神経の近くに、直接もしくはその周囲に注射針を刺して、痛みの情報が脳へ伝わるのを遮断＝ブロックする治療法です。神経ブロックで痛みをとることで、「痛みによる悪循環」を断ち切る作用があります。最近では、安全性や正確性を考慮して超音波診断装置を用いたエコーガイド下ブロックやエックス線診断装置を用いて行われる透視下神経ブロックなど、注射部位を可視化する神経ブロック治療が日常的に行われるようになってきています。

神経ブロックを行うおもな部位

帯状疱疹の好発部位は顔と胸です。まず、顔の痛みをつかさどっている神経は、三叉神経です。図13に示すように、三叉神経第一枝は帯状疱疹のなかでもっとも発症率が高い分節です。三叉神経第一枝領域の眼窩上神経は、眉の上を通って額から頭頂の方まで神経を伸ばしています。そのため額や鼻根部、髪の毛のなかが痛いと訴える患者さんがいます。眼の近くは、眼瞼結膜炎やブドウ膜炎、網膜炎などの合併症をきたすことがあるため、結膜の充血や異物感などを自覚した場合は、早々に眼科に受診して診察を受けるようにしてください。第二枝は、小鼻の横や上唇、頬の範囲です。上顎の歯茎や歯の痛みを訴える場合もあります。第三枝は、オトガイ

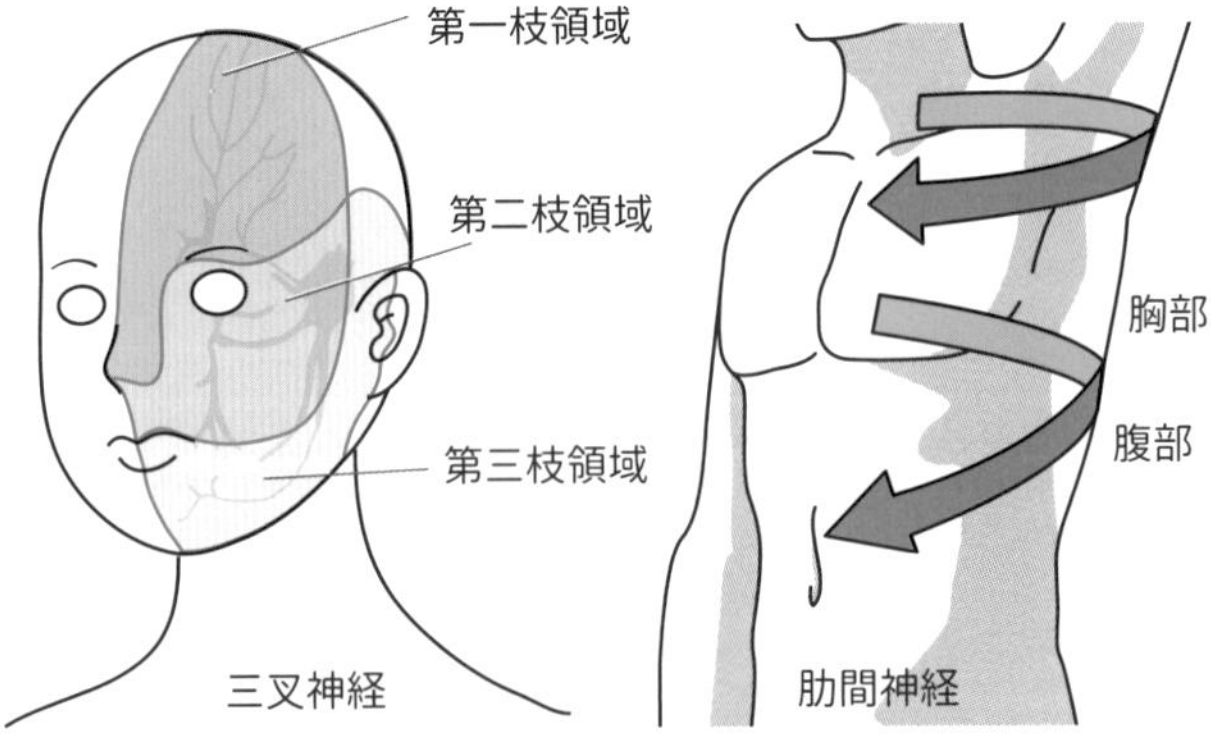

図13　帯状疱疹の好発部位

神経といっておもに下顎部です。症状の強い人は舌の前3分の2の範囲の味覚障害やしびれなどをきたす場合があります。神経ブロックは、眼窩上、眼窩下、オトガイ神経ブロックなどが行われることがあります。ほかに、顔や首、上胸部に発症した帯状疱疹に対して星状神経節ブロックが行われています。注射の部位は、喉仏《のどぼとけ》といわれる甲状軟骨の外側、第6頚椎横突起周囲に針を進め、局所麻酔薬を注入します。星状神経節ブロックは交感神経ブロックの一種で、交感神経の働きを抑えることで血管が拡張し、血流の改善により頭部や顔面、首、肩、腕などの痛みや凝りなどが抑えられます。

もう一つの好発部位が胸部・腹部です（図13）。肋間神経は、背中から身体の前面に向かって帯状に伸びる神経です。そのため胸であれば、背中や脇の下、胸の前面に、お腹であれば背中から脇腹を経てお腹に向かって帯状に痛みが広がることがあります。肋間神経領域の帯状疱疹に対しては、胸部硬膜外ブロック、傍脊椎ブロック、胸部神経根ブロック、肋間神経ブロックなどが行われます。硬膜外ブロックは、首、胸、背中、腹、腰など体幹部の帯状疱疹に対して行われます。脊髄を袋状に包む硬膜と背骨（脊椎）の間の隙間＝硬膜外腔に針を刺し入れ、そこに局所麻酔薬とステロイドを注入します。注入された局所麻酔薬とステロイドは末梢神経の神経根や後根神経節などその周辺に広がり、炎症を抑えて痛みを解消していきます。神経根ブロックは、脊椎の近くにある神経根といわれる、末梢神経の根元にピンポイントで針先を刺し入れ、局所麻酔薬などを注入します。帯状疱疹にとてもよく効くことがあります。一方、帯状疱疹後神経痛に対しては、積極的に神経ブロックを行うことはありません。一時的な効果しか認められないことが多いからです。ただし、神経ブロックを行ったことがない場合や、効果を実感している場合には慢性期であっても神経ブロックを行うことがあります。

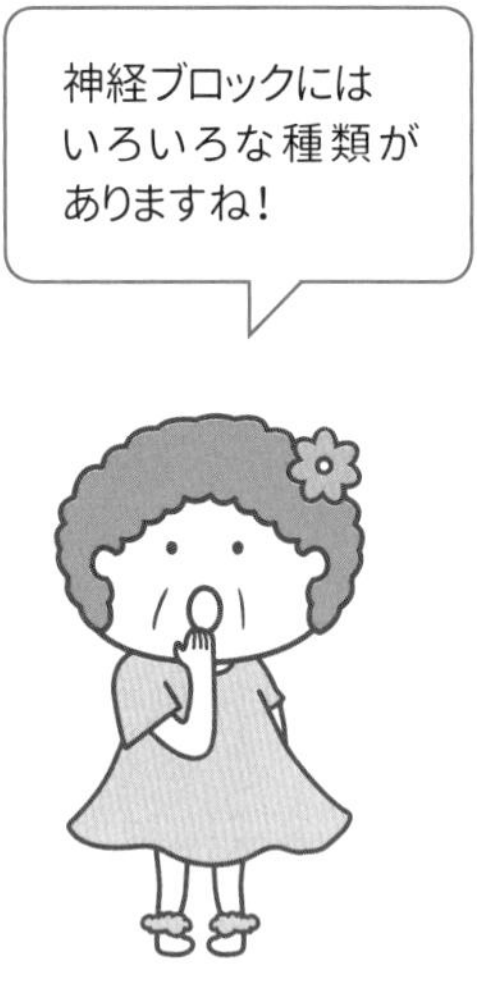
神経ブロックには
いろいろな種類が
ありますね！

神経ブロックが行えないケース

最近では、抗血栓療法を受けている患者さんを多く見かけます。いわゆる血液をさらさらにする薬を飲んでいる患者さんです。抗血栓療法というのは、脳梗塞、心筋梗塞、末梢動脈血栓症などの動脈の血栓症を予防するために抗血小板薬のシロスタゾール（商品名プレタール）、チクロピジン（商品名パナルジン）、クロピドグレル（商品名プラビックス）、イコサペント酸エチル（商品名エパデール）などの薬を飲んでいる場合と、深部静脈血栓、肺塞栓症、心房細動に伴う脳塞栓などの静脈血栓症の予防のために抗凝固薬のワルファリンカリウム、ダビガトランエテキシラートメタンスルホン酸塩（商品名プラザキサ）、リバーロキサバン（商品名イグザレルト）、アピキサバン（商品名エリキュース）などの薬を飲んでいる場合です。このような薬を服用している患者さんは、神経ブロックを受けることができない場合があります。これは、神経ブロックの種類によっては、身体の深いところまで針を進めるので、出血をきたすことがあるためです。そうなると、出血が止まらず神経の近くに血腫（血の塊）を作り、神経を圧迫することがあります。その結果、運動麻痺やしびれなどの後遺症を生じることがあります。また、首に行う星状神経節ブロックであれば、出血のために気管を圧迫して呼吸困難などの重大な合併症をきたすことがあります。

しかし、神経ブロックの種類を考慮したり、抗血栓療法を一時的に休止することで、神経ブロックをすることができる可能性がありますので、担当の医師とよく相談して治療を進めていくことをお勧めします。そのほか、薬を内服していなくても血液中の血小板（血液の凝固能と関係する）の値が大幅に低い場合には神経ブロックは行いません。また、糖尿病の人やステロイドを使っている人の場合、血糖値やヘモグロビンＡ１ｃの値が高く、針の刺入によって通常よりも細菌感染を起こしやすくなるといわれています。そのような場合も、神経ブロックは行われません。

風邪や感染症などの時に上昇する白血球数（ＷＢＣ）が極端に高い場合や低い

場合、血液中のCRP（炎症反応を示す値）が上昇している場合などの細菌感染などが疑われるケースでは、神経ブロックを行いません。また、免疫抑制薬であるシクロスポリンなどを服用している場合は免疫力が低下しているため、体調不良や感染の併発などを引き起こす可能性があるため行われません。

薬物治療と神経ブロックを上手に組み合わせる

帯状疱疹の急性・亜急性期の治療では、帯状疱疹後神経痛への移行を減らすためできるだけ早急に痛みを抑える必要があります。いつまでも続く強い痛みは、神経の炎症をますます燃え上がらせるとともに、その激しい炎症により神経を傷つけ、変性・損傷・萎縮させ、帯状疱疹後神経痛に移行しやすくなります。また、痛みが強い患者さんに対しては、できるだけ速やかに痛みをとる必要があります。

薬の治療では、図14上に示すように、初めから痛み止めの薬を多く処方することはありません。多量に薬を処方すると、ふらつき・めまい・転倒などの副作用が現れることがあるからです。帯状疱疹は高齢者の患者さんが多いため、少ない量から徐々に薬を増やしていく必要があります。そのため、薬で痛みをとるためには、ある程度の時間が必要となります。それと比べると、神経ブロックの効果は即効性がありますす（図14中央）。直接痛みのある場所に局所麻酔薬やステロイドを注入するため痛みはとれやすいと考えられます。しかし、その反面、局所麻酔薬の効果時間が短いこともあり、繰り返し、もしくは持続的に治療を行ったほうが効果は高いと考えられます。もう一つの特徴は、神経ブロックを繰り返すと、徐々に痛みのとれ方が少なくなるようです。「初めて行った神経ブロックが一番効きました」といった話をよく聞きます。神経ブロックにおけるステロイドの役割ははっきりとわかっていませんが、初期の炎症が盛んな時期に強力に炎症を抑えます。そのため、炎症が鎮静化すればするほど効果が薄れていくと推測されます。そして、帯状疱疹になって3ヵ月経過して始めるよりも1ヵ月以内に開始したほうが効果は高いと考え

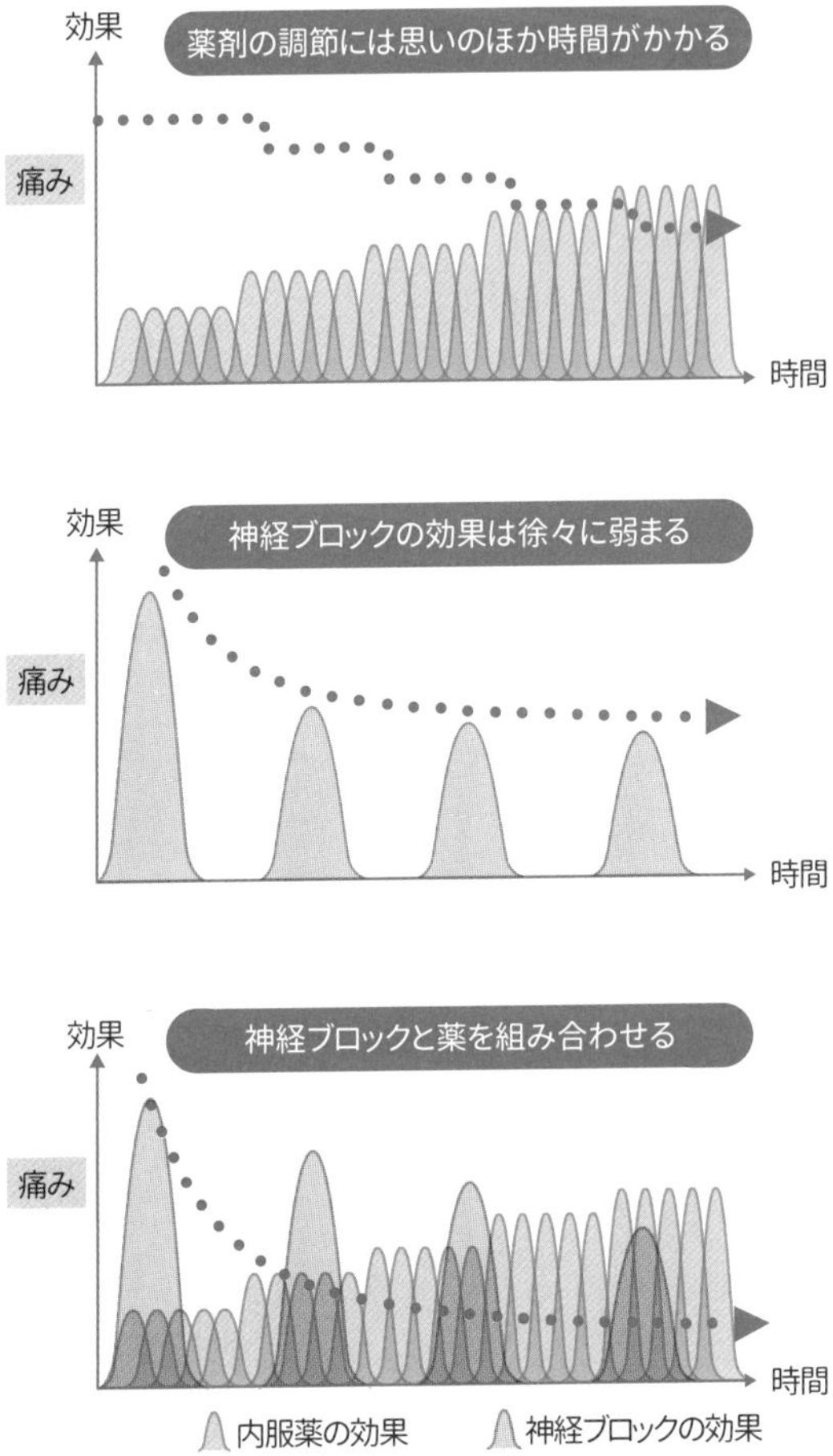

図14　痛み止めの薬と神経ブロックを組み合わせたときの効果

られます。つまり、炎症性疼痛により神経がダメージを受けた後よりも、初期の皮膚の炎症が盛んなときに行った方が有利です。また、神経ブロックを繰り返し行い、痛みのない状態を持続したほうが、帯状疱疹後神経痛の予防になると考えられています。図14下に示すように、帯状疱疹の治療はこの2つの治療方法を組み合わせて、痛みを効率的にとっていくことが重要です。神経ブロックは、1回でたちどころに痛みがなくなる場合もありますが、痛みが強い初期には、頻回に神経ブロックを行い、痛みが軽くなっていけば徐々に回数を減らしていきます。薬による治療は、副作用が出ないかチェックしながら、できるだけ速やかに増量していきます。

神経ブロックを行った後の注意点は、注射で痛みがとれた直後に、「今までできずにたまっていた仕事を一気に片づけよう」「痛くてできなかった家事をいっぺんに片づけよう」「できなかったスポーツをすぐに始めよう」など、急激に身体に強い負担を与えないようにすることです。注射の直後は一時的に神経が麻痺している状態です。注射の効果が切れれば、痛みが再燃するので、無理をすると、痛みが余計に強くなることがあります。注射の直後は、今まで痛みがあった時と同じような生活を続けて、徐々に身体を慣らして運動量を上げるようにしましょう。

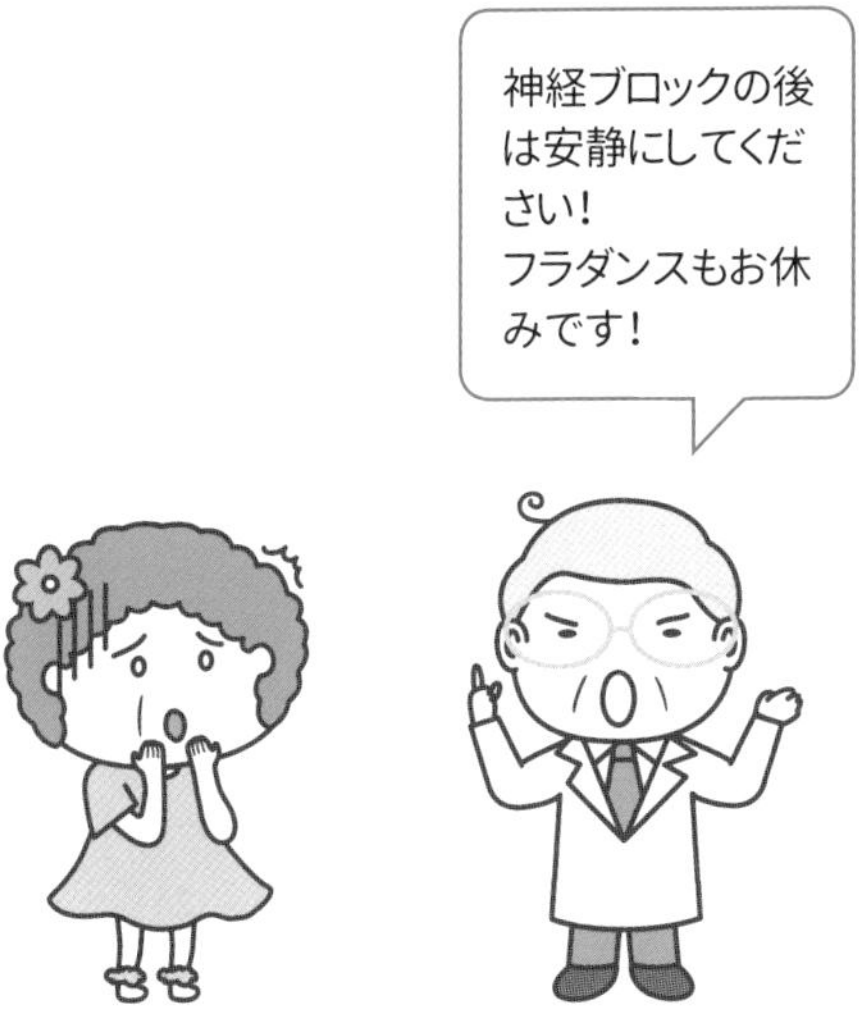
神経ブロックの後は安静にしてください！
フラダンスもお休みです！

日常生活の工夫で痛みが軽くなることも

どんなに治療の手を尽くしても、痛みが残ってしまう患者さんが一定数いるのも事実です。帯状疱疹の痛みが慢性期まで持ち越され、帯状疱疹後神経痛になってしまっても、できるだけ痛みが少ない状態を維持したいものです。

一般的に神経痛とよばれるものは、季節の変わり目に痛みをきたしやすい患者さんを多く見かけます。

「そろそろ寒くなってくる11月中旬」

「寒さが底になる2月中旬、1年で一番寒さが厳しくなる時期」

「長雨が降りジメジメとした梅雨時」

「夏の疲労が蓄積した頃、9月の残暑が厳しく台風が訪れる時期」

など、気温や気圧が大きく変動する季節の変わり目に痛みが強くなると訴える患者さんが半数以上います。帯状疱疹後神経痛に悩む患者さんは、このように、天候や寒暖の差、つまり気温や気圧、湿度によって痛みが強くなる〝気象病〟といわれる病態の一つと考えられています。慢性関節リウマチや片頭痛は、環境の変化によって痛みが増強する病気として有名です。帯状疱疹後神経痛もその一つにあげられていますが、帯状疱疹後神経痛と気象との関係性は研究がいまだ進んでいません。気象病の原因としては、気圧や気温の変化によって自律神経系が過剰反応をきたし、痛みが増強することが報告されています。このような環境因子・気温・湿度・気圧などが微妙に身体にストレスを与えて痛みが増強する原因となるのです。

気候の変動で痛みが強くなる傾向があるため、温めると楽になる場合があります。帯状疱疹後神経痛の患者さんのなかには、「温めるとすごく楽です」「お風呂に入ると痛みがすごく和らぐ」「温泉に行くと痛みを忘れる」という方がいらっしゃいます。そのため、積極的に行ったほうがよい日常生活の工夫として、痛みを感じるところを温めてみるのもよいでしょう。可能なら、頭部・顔面の帯状疱疹で、風が当たると痛みが強くなるなどの症状がある場合には、帽子をかぶる、マスクをつけるなどです。頚部の帯状疱疹であれば、朝晩の寒暖の差が激しい時期には、眠る前に首を保護するようなネックウォーマーを着け、首回りを冷やさないように気をつけてください。胸部の帯状疱疹であれば、使い捨てカイロを貼るなど、患部を冷やさない日常のちょっとした気遣いで、痛みが和らぐことがあります。どのようにしたら楽になるのか日常生活の中で自分の身体を観察し、思考錯誤しながらいろいろと工夫してみることで、生活の質が改善することがあります。しかし、なかには冷やすと痛みが改善するので冷やしているという患者さんもいます。きわめて初期では炎症が強いため、積極的に冷やすとよい場合はありますが、慢性期には血液の循環が悪くなり、痛みが複雑化し逆効果になるためお勧めできません。

温めることで気をつけなければならないのは、使い捨てカイロなどを貼る場合です。帯状疱疹の患者さんは、神経が障害され皮膚感覚が低下している場合が多いため、使い捨てカイロを長時間貼り続けて低温やけど起こすことがあります。肌着などの上から火傷をしないように貼ることをお勧めしています。

再び帯状疱疹ができた部位に、あせも・虫に刺されたような発疹ができて、帯状疱疹が再発したものと思い込んで心配になる患者さんがいらっしゃいます。帯状疱疹の再発率は約5～6%(※)であることと、1回、帯状疱疹を患ったことで、新たな免疫を獲得し、わずか数ヵ月後に再び帯状疱疹になることは考えにくいので、多少発疹ができたとしても心配する必要はありません。

(※) Kawai K, et al. BMJ Open 2014; 4(6): e004833

第4章のまとめ

帯状疱疹後神経痛は、痛みがゼロの状態を治療の目標にすると、世界中の病院を渡り歩かなければならないことになるかもしれません。それくらい、帯状疱疹後神経痛は痛みがとれ難く、しつこく長引く痛みです。痛みをなくすことを目的とせずに、痛みと上手につき合う工夫が、痛みを克服するヒントになるかもしれません。

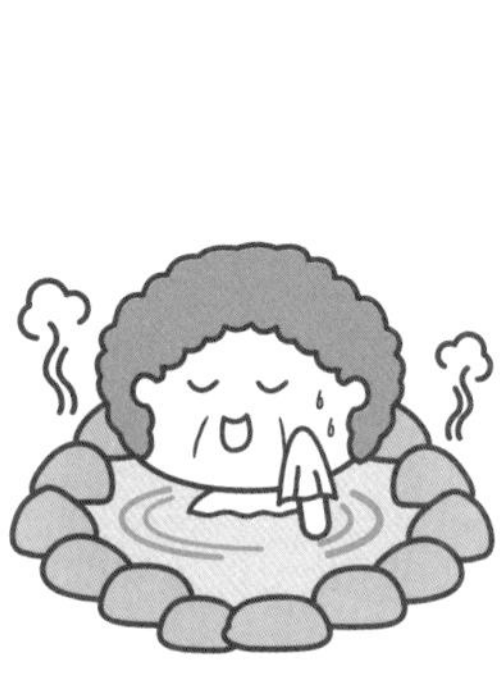

第5章

帯状疱疹は予防できる

予防こそ最良の解決法

帯状疱疹は、最初の対応が遅れたり、対処を誤ったりすると、後々まで尾を引くことになる厄介な病気であり、また、誰もが発症する可能性がある病気です。

帯状疱疹から帯状疱疹後神経痛に移行してしまうと、強い痛みがいつまでも続き、これに対する根治的な治療法はまだ確立されていない状況です。そのため終わりの見えない痛みから被る精神的苦痛の大きさは計り知ることができません。

もっともよい解決法は、帯状疱疹を発症させないことです。発症させなければ、痛みはもちろん、ほかのさまざまな症状も起こることはなく、帯状疱疹後神経痛に移行してしまう恐れはまったくなくなります。予防こそが最良の医療といわれるゆえんです。最近では、帯状疱疹を予防するワクチンが実用化され、帯状疱疹は予防できる病気になりました。このワクチンを接種すれば、もう帯状疱疹の影におびえる必要はなくなります。

では、なぜ帯状疱疹は予防できるようになったのでしょうか。また、帯状疱疹の予防ワクチンとはどのようなものであり、どのようにして予防効果を発揮するのでしょうか。

この章では、帯状疱疹が予防可能であるとの報告を紹介し、第6章では、実際に現在、使われている帯状疱疹予防ワクチンとはどのようなものかをご紹介します。

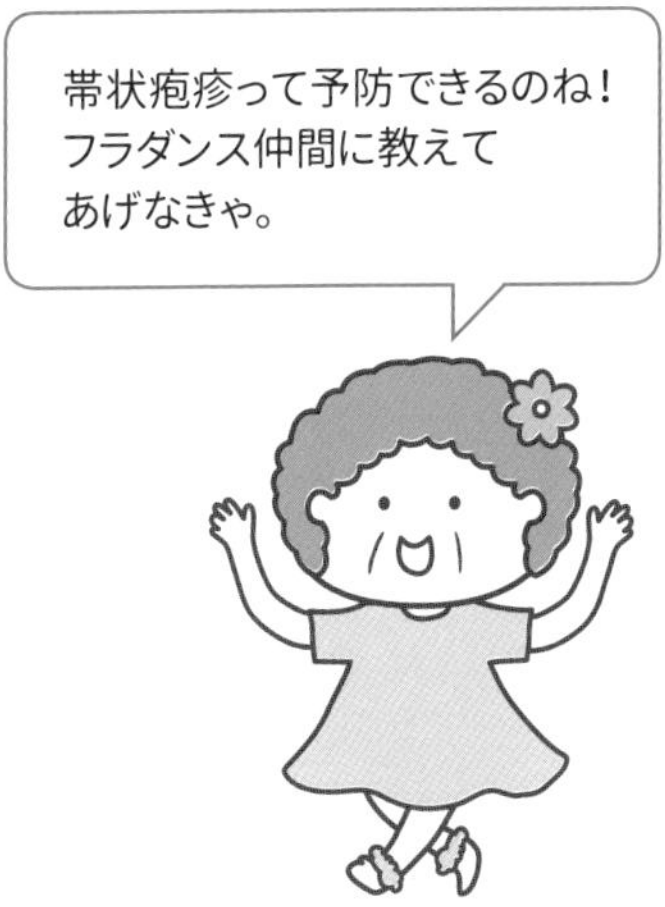
帯状疱疹って予防できるのね！
フラダンス仲間に教えて
あげなきゃ。

帯状疱疹は予防可能と考えられたきっかけ

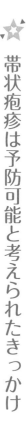

「乳幼児を預かる保育士は帯状疱疹になりにくい」

この事実は古くから経験的に知られていました。もしこれが事実なら、保育士に限らず乳幼児などと接触する機会が多い大人ほど帯状疱疹を発症しにくくなるのではないか……。このような仮説のもとに、英国で帯状疱疹をテーマに、大人を対象とした大規模な調査が行われました。２００２年に発表された英国ロンドン発の研究報告を見てみましょう。

乳幼児と触れあう機会が多いほど発症率が低下

調査では大人たちに次のような質問をしました。

「帯状疱疹にかかったことがあるか？」

「どのような仕事をしているか？」

「乳幼児と触れあう機会はどれくらいあったか？」

「接触した乳幼児は一人か、二人か、あるいは不特定多数の乳幼児か？」

そして回答の内容を分析し、整理・集計して作成されたものが図15のグラフです。

結果は仮説のとおりでした。グラフから明らかなように、乳幼児との接触時間が長く接触頻度が高いほど帯状疱疹の発症率がはっきりと低下していました。

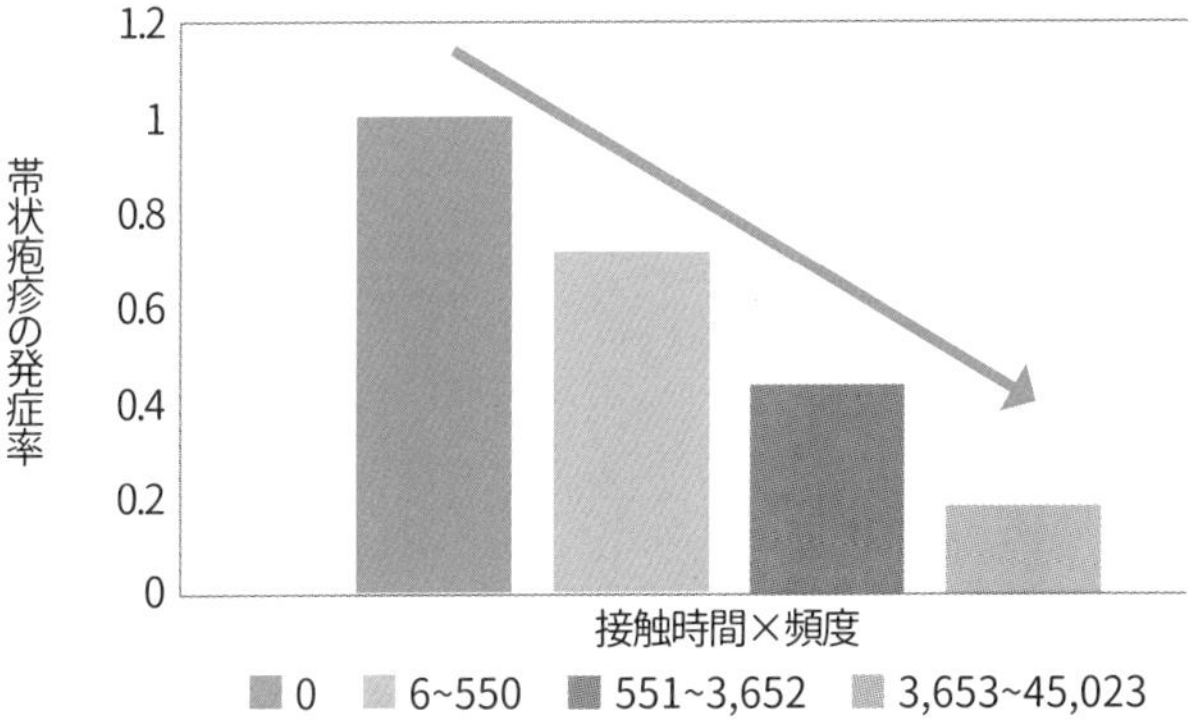

図15 乳幼児との接触時間と帯状疱疹の発症率

(Lancet 2002；360：678-682. を参考に作図)

なぜ発症しやすい人としにくい人の差が生じるのか？

では、なぜ乳幼児との接触時間や接触頻度の高い大人ほど、帯状疱疹の発症率が減少するのでしょうか。理由は容易に推測することができます。

まず、乳幼児と接することの多い大人は、そうでない大人に比べ、水痘・帯状疱疹ウイルスに再感染する確率が高まります。とくに、巷に水ぼうそうが流行し、接する乳幼児が水ぼうそうを発症していたりすれば、なおさらでしょう。子どもに感染した水痘・帯状疱疹ウイルスは、水ぼうそうの発疹が出る前から唾液などに排出されるので、くしゃみなどで飛沫感染する可能性があります。また、水ぼうそうを発症した乳幼児では、体表面に現れた水疱内などにウイルスが入り込んでいるので、大人がそのような乳幼児と接触することで、ウイルスに感染しやすくなります。

では、このようにして水痘・帯状疱疹ウイルスに感染した大人の身体は、その後どうなるでしょうか。水ぼうそうにかかったことがある大人は、ウイルスが感染しても、すでに免疫が備わっているために、水ぼうそうを発症することはありません。また、ウイルスに再感染しても、獲得免疫システムがより早く働くために、ウイルスに対する抗体産生や細胞性免疫の働きがさらに増強されます。これを、「ブースター効果」といいます。一方、それまで水ぼうそうにかかったことのない大人は、水ぼうそうを発症します。

ちょっと寄り道4

帯状疱疹と細胞性免疫の関係を証明した「小豆島スタディ」

2008年12月から2011年11月までの3年間、香川県小豆島在住の50歳以上の住民を対象に、「小豆島スタディ」という、帯状疱疹に関する大規模な疫学研究が行われました。その研究結果として、水痘・帯状疱疹ウイルス（VZV）に対する免疫の程度と帯状疱疹発症・重症度との関係や、細胞性免疫の程度と帯状疱疹の発症との関係などが報告されています。

この研究では、ツベルクリン反応の原理を応用し、VZVを接種した後に現れる皮膚の紅斑の大きさを測ることで、細胞性免疫の程度を調べました。その結果、グラフのように、紅斑の大きさは年齢層が低いほど大きくなり、逆に年齢層が高いほど小さくなることがわかりました。つまり、VZVに対する細胞性免

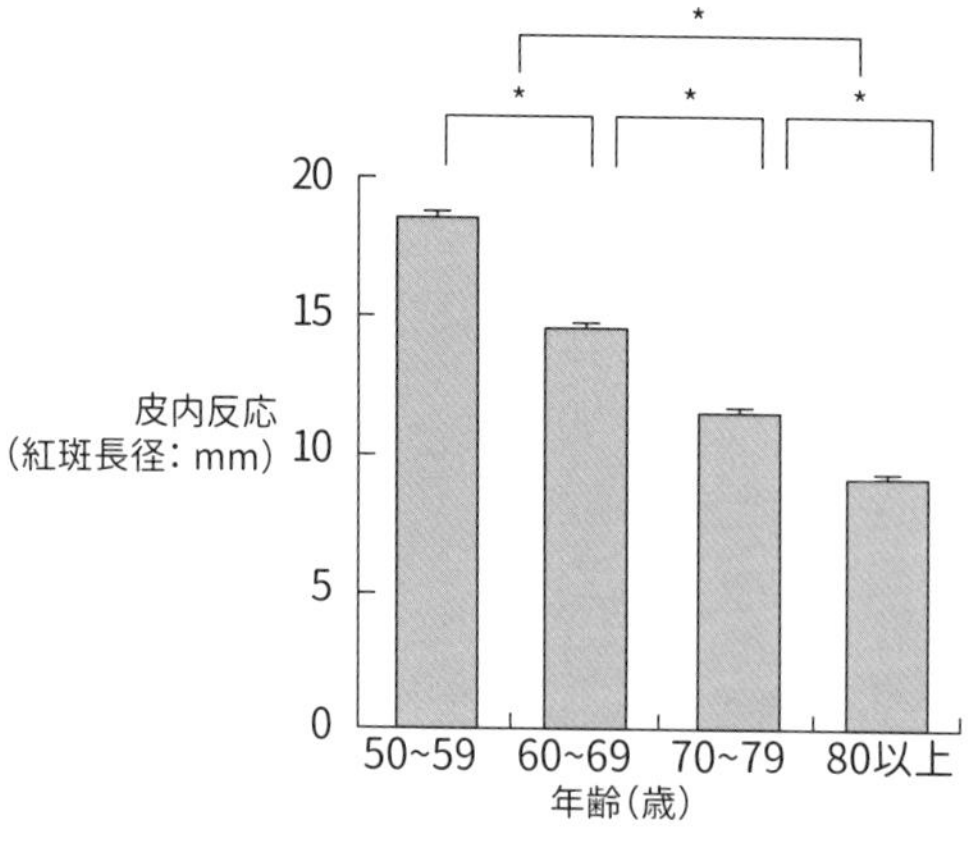

*統計学的に有意な差があった

図　年齢別でみたVZV接種後の皮膚の紅斑の大きさ
(Epidemiol Infect 2013; 141: 706-713. を参考に作図)

疫は加齢に伴なって減衰することが明らかになったのです。

一方、別の調査結果では、VZVに対する液性免疫（VZV特異的抗体価）は加齢に伴い増強する傾向がみられることがわかりました。この事実はどのように考えればよいのでしょうか。自然な筋道に沿って考えると、細胞性免疫と同じように帯状疱疹の発症抑制を担っているはずの液性免疫は、細胞性免疫と同じように年齢の上昇とともに下降線を描くはずですが、実際には上昇カーブを描いていたのです。これは、液性免疫が帯状疱疹に対して弱い関わりしか持っていないことを示すと同時に、帯状疱疹の発症抑制に中心的な役割を果たしているのは細胞性免疫であることを間接的に証明するものと考えられます。

免疫能再強化のチャンスが減っている？

水ぼうそうといえば、かつては年中行事のように毎年流行を繰り返す感染症でしたが、わが国では２０１４年10月から幼児に対する水痘ワクチンの定期接種が行われるようになりました。そのため，以前と比べると、水ぼうそうの流行は明らかに少なくなりました。

水ぼうそうの流行が減少したこと自体は歓迎すべきことですが、一方で、水痘・帯状疱疹ウイルスをとりこむチャンスは減ることになり、ブースター現象という〝幸運〟に浴する大人も少なくなるでしょう。すると、もはや大人がどんなに乳幼児と接触する機会を増やしても、水痘・帯状疱疹ウイルスに対する免疫力を再強化することは期待できなくなってしまいます。その結果、大人の帯状疱疹はむしろ増えてしまうのではないかと懸念されています。

ワクチン接種で水ぼうそうは減少。しかし……

この懸念が既に現実のものとなっていることを示す研究が2005年、米国マサチューセッツ州から報告されました。その結果が図16です。図中、上のグラフは、乳幼児に対する水痘ワクチンの接種率の推移（棒グラフ）と、水ぼうそうの発症率の推移（折れ線グラフ）を示し、下のグラフは帯状疱疹の年齢層別発症率の推移を示しています。

まず、水痘ワクチンの接種率をみると、1998年には48％であったものが、5年後の2003年には89％に達しています。これに対して、水ぼうそうの発症率は、1998年は5％を超えていましたが、2003年には1％まで下がっていきます。これらのデータから、水痘ワクチン接種の普及に伴って水ぼうそうの発症率が下がっていく様子を読みとることができます。

一方、帯状疱疹の発症率はどうでしょうか。年齢層別の発症率を示した下のグラフのうち65歳以上の高齢者における発症率に注目してみると、１９９０～２年の発症率は10％程度だったのに対して、２００２年の発症率は20％に急上昇しています。

以上のデータから、子どもへの水痘ワクチンの普及により水ぼうそうは減少したものの、高齢者の帯状疱疹は逆に急増したという事実が明らかになったのです。

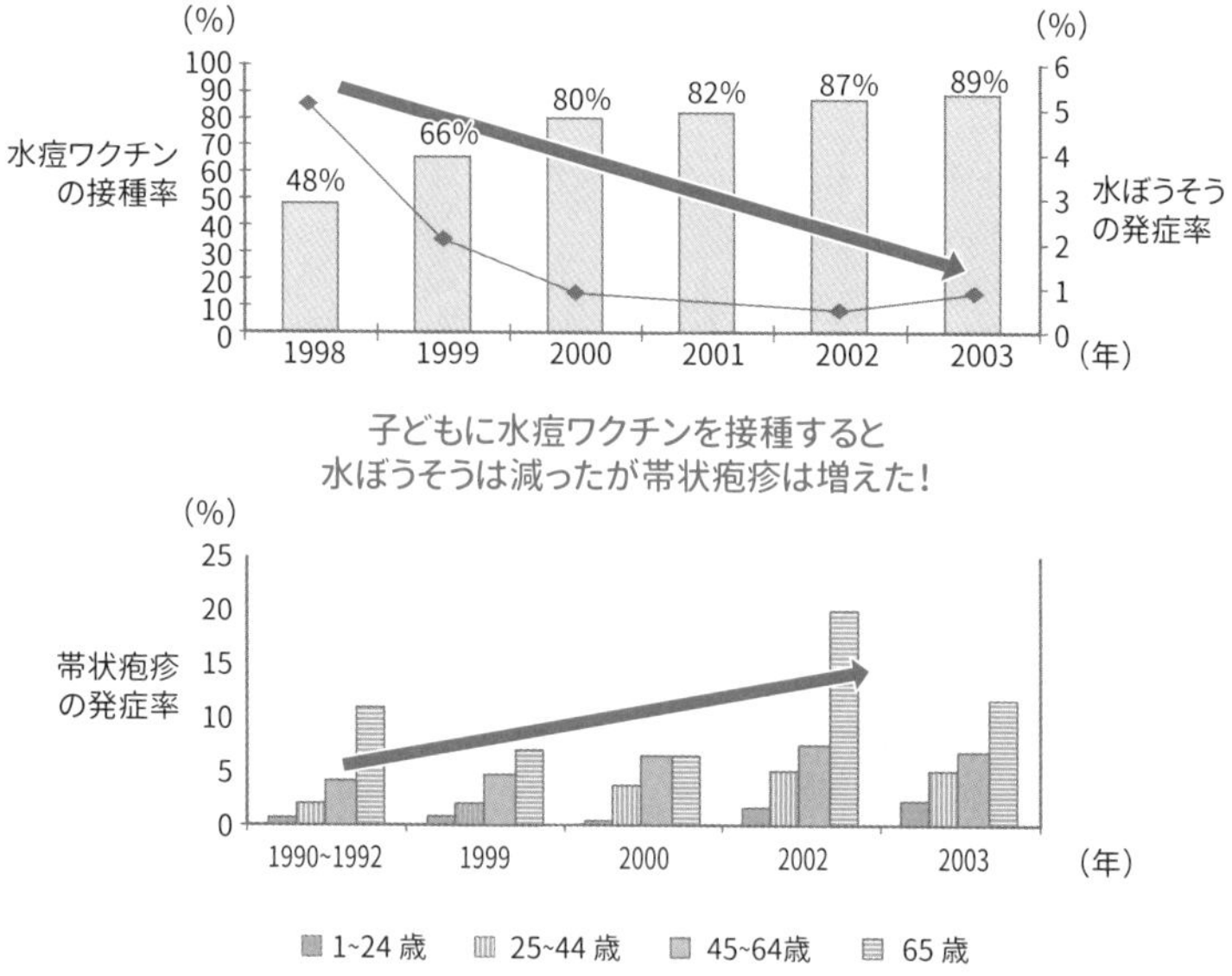

図16　水痘ワクチンの接種と水ぼうそう・帯状疱疹の発症率

(BMC Public Health 2005; 5: 68. より)

それならば高齢者にも水痘ワクチンを

では、どうすればよいのでしょうか。ここで出てきたのが、「高齢者にも水痘ワクチンを接種すれば帯状疱疹の発症を減らせるのではないか」という考えです。

2005年に米国で帯状疱疹に対する水痘ワクチンの予防効果を確かめる比較試験が行われました。この比較試験では60歳以上の高齢者3万8千人を2つのグループに分けて、一方のグループに水痘ワクチンを接種し、もう一方のグループには偽の薬（偽薬＝プラセボ）を注射しました。そして、それぞれのグループでどれだけの高齢者が帯状疱疹を発症したのかを確かめました。

結果は以下のとおりです。後者のプラセボ群の高齢者は1年間に千人あたり11・12人が帯状疱疹を発症したのに、前者の水痘ワクチン接種群の高齢者は千人あたり、わずか5・42人しか発症しなかったのです。驚くことに、発症率はプラセボ群

帯状疱疹の発症は・・・

	水痘ワクチン	プラセボ（偽薬）
発症率（/1000人年）	5.42	11.12

51%減！

帯状疱疹後神経痛は・・・

	水痘ワクチン	プラセボ（偽薬）
発症率（/1000人年）	0.64	1.38

53%減！

図 17　水痘ワクチンを接種した結果

（N Engl J Med 2005; 352: 2271-84. を参考に作図）

の半分にまで減少しました（図17上）。

水痘ワクチンで帯状疱疹後神経痛も減少

水痘ワクチン接種の効果は帯状疱疹後神経痛についても確かめられました。プラセボ群の高齢者は1年間に千人あたり１・３８人が帯状疱疹後神経痛を発症しましたが、水痘ワクチン接種群の発症者は０・６４人にすぎませんでした。つまり、帯状疱疹後神経痛の発症率についても半分以下にまで下がったのです（図17下）。

この研究により、高齢者への水痘ワクチンの接種は、帯状疱疹はもちろん、帯状疱疹後神経痛も減らせることが明確に立証されました。

ちなみに副作用の有無やその程度も確認されています。水痘ワクチン接種群の高齢者はプラセボ群の高齢者に比べ、接種箇所の痛みや腫れなどの局所反応を招いたケースが多かったものの、いずれも数日で症状が改善する軽微なものだったと報告されています。

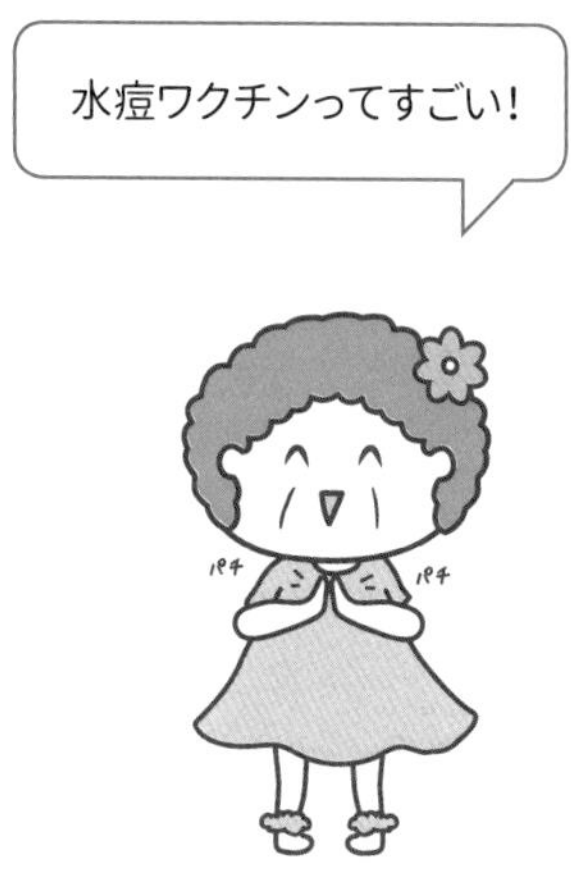
水痘ワクチンってすごい!
パチ
パチ

第6章

実用化された帯状疱疹予防ワクチン

日本でも２０１６年から接種可能に

米国では、大規模臨床試験で帯状疱疹予防可能という研究結果を踏まえ、米国食品医薬品局（ＦＤＡ）はＺｏｓｔａｖａｘという水痘ワクチンを帯状疱疹の予防ワクチンとして認可・承認しました。そして高齢者を対象に広く用いられています。

日本でも厚生労働省が２０１６年に水痘ワクチン＝乾燥弱毒生水痘《かんそうじゃくどくなますいとう》ワクチン「ビケン」を、帯状疱疹の予防ワクチンとして認可・承認し、50歳以上の成人は接種できるようになりました。50歳を迎えたら男女を問わず、ぜひ帯状疱疹の予防接種を受けることをお勧めします。

水痘ワクチンの接種で帯状疱疹の発症が予防され、その予防効果は約5年持続するといわれます。費用は7～8千円です。少し値段が高いのは、いまのところ「ビケン」の接種に健康保険が適用されず全額自己負担となるからです。

「ビケン」は生きたウイルスを用いる生ワクチン

注意していただきたいのは「ビケン」が「生ワクチン」であるという点です。「生ワクチン」とは毒性を弱めた「生きたウイルス」を用いたワクチンです。ヒトの細胞の中に侵入し、増殖する能力を持つウイルスを使っているのです。

生ワクチンを接種しても水ぼうそうは起こしませんし、帯状疱疹を発症するこ

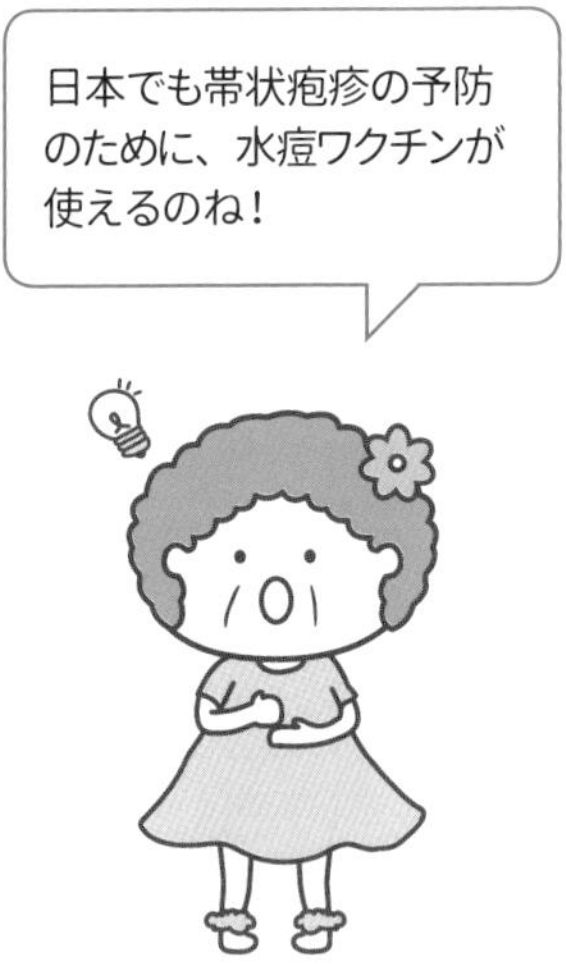
日本でも帯状疱疹の予防のために、水痘ワクチンが使えるのね！

ともありません。通常は、水ぼうそうにかかると、肝臓、脾臓でもウイルスの増殖が起こるのですが、生ワクチンでは、これらの臓器でもウイルスは増殖せず、皮膚の細胞でも増殖はほとんど起こりません。

しかし、生ワクチンを接種すると細胞性免疫は増強されます。生ワクチンには麻疹・風疹混合ワクチン（ＭＲワクチン）をはじめ、結核の予防ワクチンのＢＣＧがよく知られています。弱毒生ワクチンは白血病などの子どもで水ぼうそうが重症化するのを防ぐために１９８７年に承認され、その後、健康な小児の定期接種に用いられています。ただし、妊婦や、非寛解状態の白血病など血液がん患者さん、リウマチなどで免疫抑制療法をしている患者さん、ＨＩＶ感染者など免疫不全の患者さんには生ワクチンを接種できません。弱毒化されていてもウイルスが悪さをする可能性があるためです。

免疫増強アジュバント添加遺伝子組換えVZV新ワクチンが登場

２０１８年３月、帯状疱疹の新たな予防ワクチンが厚労省から認可・承認され、大きな注目を浴びました。アジュバント添加サブユニット帯状疱疹ワクチン「シングリックス筋注用」（以下シングリックス）です。

「シングリックス」は生ワクチンではありません。「遺伝子組換えワクチン」とよばれるものです。遺伝子組換え技術により発現させた、水痘・帯状疱疹ウイルスの表層に多く発現している糖タンパク（遺伝子組換えＶＺＶｇＥ）と、細胞性免疫を増強するアジュバントシステムを添加したワクチンです（図18）。このワクチンは生ワクチンではないので、ウイルスが体内で増えることはありません。

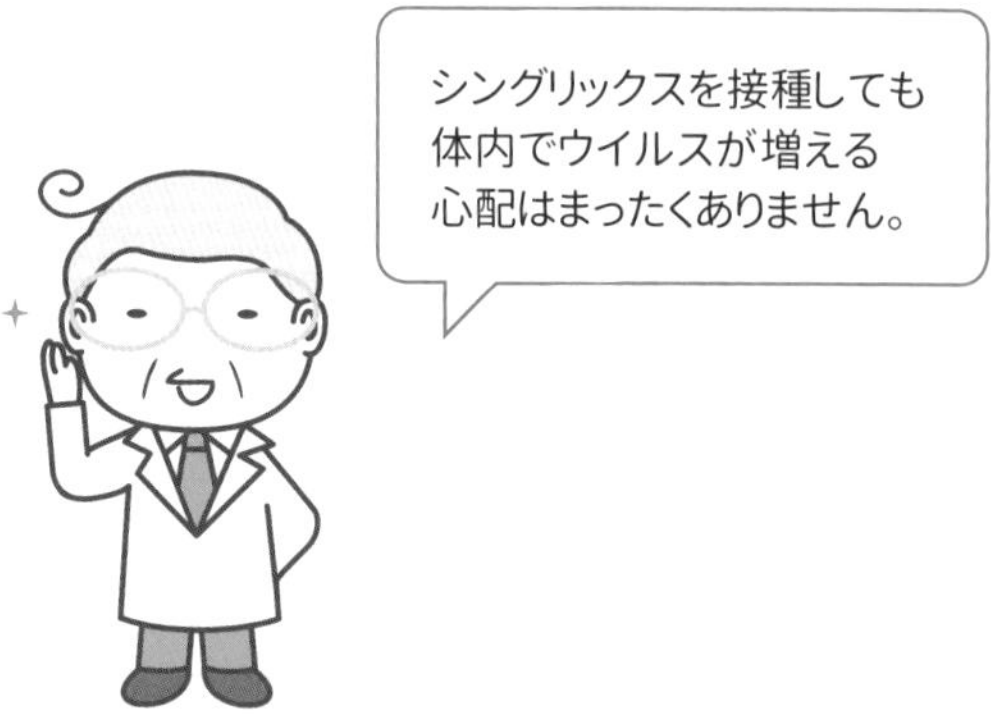
シングリックスを接種しても
体内でウイルスが増える
心配はまったくありません。

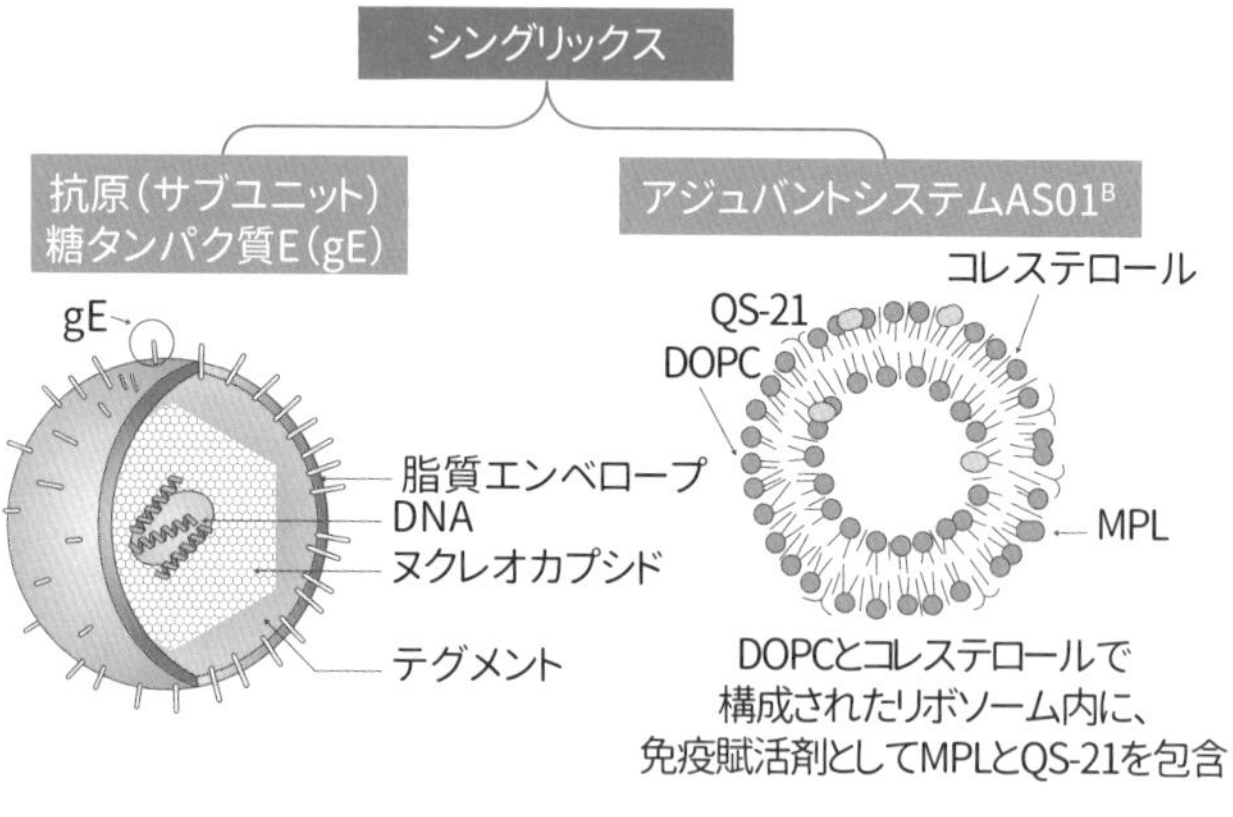

MPL: 3-脱アシル化-4′-モノホスホリルリピッドA
QS-21: 精製キラヤサポニン
DOPC: ジオレオイルホスファチジルコリン

図18　シングリックスの構造

(グラクソ・スミスクライン.「シングリックスの構成」を参考に作図)

遺伝子組換えワクチンで　どれくらい発症を減らせるのか？

「遺伝子組換えワクチンで本当に帯状疱疹を予防できるの？」

こんな疑問を持たれるかもしれませんが、遺伝子組換えワクチンはすでにいくつかの疾患の予防で大きな実績を築いています。B型肝炎ワクチンや、子宮頸がん予防に用いられているヒトパピローマワクチンなどは、その代表的な例です。

２０１５年に帯状疱疹に対する「シングリックス」の予防効果を確かめる比較試験が行われました。この比較試験では70歳以上の高齢者1万4千人を２つのグループに分けて、一方のグループに「シングリックス」を接種し、もう一方のグループにプラセボ（偽薬）を注射しました。そしてそれぞれのグループの帯状疱疹発症者の人数を確かめ、「シングリックス」の接種によってどれくらい帯状疱疹の発症を減らすことができたのかを確認しました。

発症率を97％も減少させた「シングリックス」

比較試験の結果はすばらしいものでした。プラセボ群は1年間に千人あたり9・1人が帯状疱疹を発症したのに対して、「シングリックス」接種群では同じく0・3人しか発症しませんでした。なんと発症率が約97％も減少したのです（図19）。さらに、帯状疱疹後神経痛の発症率も90％近い減少が認められました。

一方、「シングリックス」の副作用は、接種部の痛みや腫れなどの局所反応が80％の人に認められました。微熱やだるさなどの全身症状も60％の人にみられたものの、いずれも数日で解消するような軽微なものにとどまりました。重篤な副作用は、プラセボ群と同様に、まったく認められませんでした。

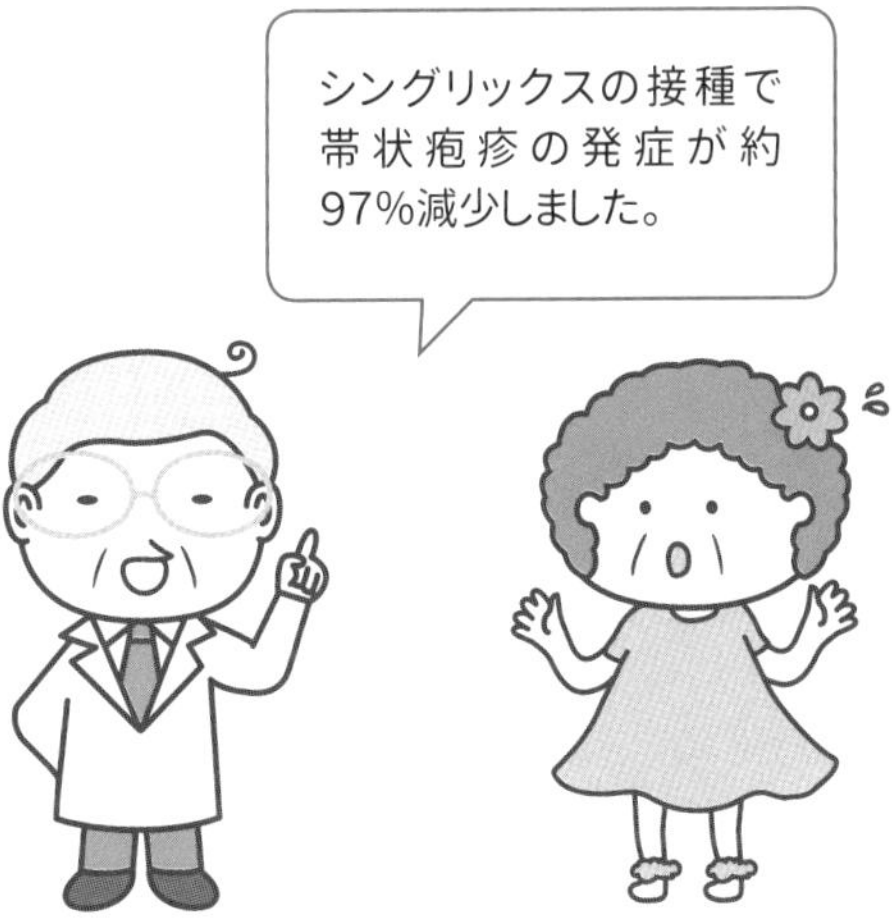
シングリックスの接種で
帯状疱疹の発症が約
97%減少しました。

帯状疱疹の発症は・・・

	シングリックス®	プラセボ（偽薬）
発症率 (/1000人年)	**0.3**	**9.1**

97%減！

図19　シングリックス®を接種した結果
(N Engl J Med 2015; 372: 2087-2096. を参考に作図)

「シングリックス」は帯状疱疹予防の強力な援軍

では、生ワクチンの「ビケン」と不活化ワクチンの「シングリックス」を比べてみましょう（図20）。帯状疱疹を予防する効果は、前者が発症率を51％減らしたのに対して、後者は97％減らすことができました。

副作用については、局所の反応や全身症状など、総じて「シングリックス」のほうが「ビケン」よりも高頻度にみられたことが報告されています。

また、「シングリックス」はウイルスの破片を用いた不活化ワクチンなので、大人の免疫を再活性化させる力が生ワクチンと比べて強くありません。そのため1回の接種で免疫を再活性化・強化できる生ワクチンの「ビケン」と異なり、初回接種後、2ヵ月おいて再接種する「2回打ち」が必要とされます。なお、「シングリックス」は、ほとんどのワクチンの接種が皮下注射で行われるのと異なり、筋肉注射で接種します。

帯状疱疹を予防する効果の持続期間は生ワクチンが約5年といわれていますが、現在、「シングリックス」のそれはまだ確かめられていません。確かなことは「シングリックス」が帯状疱疹予防のための強力な援軍であるということです。

すでに米国では多くの大人が「シングリックス」の接種を受けています。日本では2020年1月に発売されました。早急な普及が強く求められています。

帯状疱疹の発症は・・・		
	生ワクチン	シングリックス®
効果	○	◎
副作用	少ない	多い
2回打ち	不要	必要
持続期間	5年くらい	不明

図20　生ワクチン「ビケン」とシングリックス®の比較

☆50歳を超えたら帯状疱疹の予防接種を！

帯状疱疹は50歳を超えると発症しやすくなります。発症しても自然によくなることが多い病気ですが、なかには後遺症として帯状疱疹後神経痛などを引き起こし、その後の日常生活に重大な支障を招くケースも少なくありません。

幸い今日、帯状疱疹を予防するワクチンが実用化されており、50歳以上の大人ならだれでも接種を受けることができます。

健康のありがたさは病気になってみないとわかりません。帯状疱疹は対応が遅れると、いつまでも続く痛みに悩まされる厄介な病気ですが、ワクチンの接種によって防ぐこともできる病気です。「たかが帯状疱疹……」とあなどらず、ぜひ帯状疱疹の予防ワクチンの接種を受けていただきたいと切に願っています。

参考文献

浅田秀夫: 小豆島での帯状疱疹の疫学調査. IASR 2013; 34: 300-301.
本田まりこ: 帯状疱疹・水痘、予防時代の診療戦略. 2016年、東京, Medical Tribune.
渡辺大輔: 帯状疱疹ワクチン. ウイルス 2018; 68: 21-30.

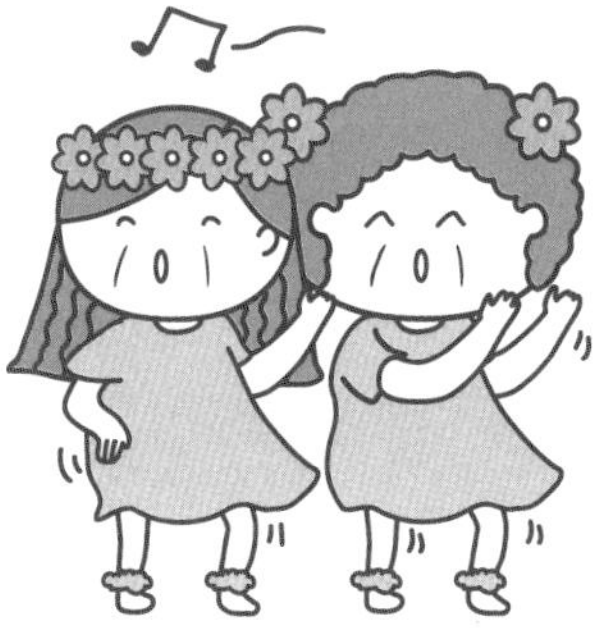

ガマンしていませんか？　帯状疱疹の痛み
ワクチンで予防！　早めの服薬！

2021年3月12日発行
著　者　岡 秀昭、西田 裕介、清水 健次、町田 早苗
発行者　須永 光美
発行所　ライフサイエンス出版株式会社
〒105-0014　東京都港区芝3-5-2
TEL. 03-6275-1522　FAX. 03-6275-1527
http://www.lifescience.co.jp/
印刷所　三報社印刷株式会社
デザイン　株式会社オセロ　謝 暄慧

Printed in Japan
ISBN 978-4-89775-427-7 C0047

既刊のお知らせ

埼玉医科大学 超人気健康セミナーシリーズ

●四六判 定価（本体 1,500 円+税）

埼玉医科大学が定期的に開催している市民公開講座の内容を再編集した書籍シリーズ！　信頼性の高い情報をギュッと詰め込んでお届けします。

おとなの軽度発達障害
こども時代をふりかえり自分をいかすためのヒント

横山富士男　吉益晴夫

ISBN 978-4-89775-376-8

がん治療を苦痛なく続けるための支持・緩和医療
こころとからだを楽にして自分らしさをとりもどす

髙橋孝郎　小島真奈美　藤堂真紀　加藤眞吾　大西秀樹

ISBN 978-4-89775-375-1

妊娠したら読んでおきたい出生前診断の本
出生前診断を“正しく知る”ために

大竹明　亀井良政　町田早苗

ISBN 978-4-89775-377-5

専門医が語る子宮とのつきあい方
生理痛や子宮の病気について理解を深めて
すこやかにあなたらしい日々を

梶原健　三輪真唯子

ISBN 978-4-89775-397-3

膵臓の病気の早期発見・早期治療
“暗黒の臓器”のこと 少し気にかけてみませんか

良沢昭銘　岡本光順

ISBN 978-4-89775-398-0

がんから肝臓を守るために
ウイルス？ お酒？ 肝炎・脂肪肝を指摘されたら

名越澄子

ISBN 978-4-89775-408-6

パーキンソン病・アルツハイマー病 正しく理解，しっかり対処
神経にゴミがたまる！ 神経変性疾患ってなに？

山元敏正　中里良彦

ISBN 978-4-89775-411-6